CONTRIBUTION A L'ÉTUDE

DES KYSTES VULVAIRES

(KYSTES WOLFFIENS)

PAR

Le Dr Léon WEBER

PRÉPARATEUR ADJOINT D'HISTOLOGIE

A LA FACULTÉ DE MÉDECINE DE PARIS

PARIS

GEORGES CARRÉ ET C. NAUD, ÉDITEURS

3, RUE RACINE, 3

1898

CONTRIBUTION A L'ÉTUDE

DES KYSTES VULVAIRES

(KYSTES WOLFFIENS)

PAR

Le Dr Léon WEBER

PRÉPARATEUR ADJOINT D'HISTOLOGIE

A LA FACULTÉ DE MÉDECINE DE PARIS

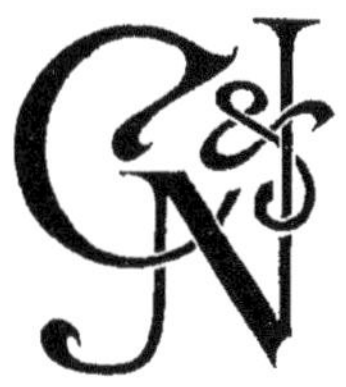

PARIS

GEORGES CARRÉ ET C. NAUD, ÉDITEURS

3, RUE RACINE, 3

—

1898

INTRODUCTION

L'année dernière notre maître et ami le Dr Pichevin nous communiquait deux cas de kystes vulvaires observés, presque simultanément, dans le service de gynécologie de la Clinique chirurgicale de l'hôpital Necker.

L'un de ces cas présentant une forme très rare de kyste à épithélium cilié, nous eûmes l'idée de rechercher, par analogie avec les kystes wolffiens du vagin, s'il pouvait avoir une origine analogue. A ce propos, nous fûmes amené à étudier ce point encore controversé de l'histoire du canal de Wolff, à savoir si, chez la femme, ce canal peut persister dans sa partie inférieure et, en ce cas, quelle peut en être la terminaison.

Au cours de nos lectures, nous avons constaté qu'on n'avait jusqu'ici jamais réuni en une seule publication les kystes vulvaires en général. C'est pourquoi nous avons donné plus d'extension à notre travail et nous avons décrit, outre les kystes ciliés, toutes les formations kystiques qui s'observent à la vulve, notamment aux petites lèvres, à l'hymen et autour du méat urinaire.

Nous avons divisé ce travail en deux parties. La première, anatomique, dans laquelle nous recherchons quels sont les organes qui peuvent donner lieu à des kystes vulvaires; la seconde, pathologique, où nous traitons des kystes eux-mêmes.

Nous avons mis à part, et aussi en relief que possible, l'étude des kystes à épithélium cilié, et nous l'avons fait suivre d'une discussion spéciale.

Depuis sept ans que nous sommes attaché au Laboratoire des travaux pratiques d'histologie, nous avons toujours trouvé auprès de M. le Pr Duval accueil bienveillant et précieux conseils. Ce sont ses admirables et si lucides leçons qui nous donnèrent le goût des études microscopiques. Nous sommes très sensible au grand honneur qu'il nous a fait en acceptant la présidence de cette thèse inaugurale.

Ce travail, dans sa portion la plus essentielle, sort de la Clinique chirurgicale de l'hôpital Necker. Aussi adressons-nous à notre éminent maître, au Professeur Le Dentu, l'expression de notre profonde gratitude. Nous sommes heureux de pouvoir lui dire ici combien nous lui sommes reconnaissant pour la bonté qu'il n'a cessé de nous témoigner durant l'année d'externat, passée dans son service.

Que M. le Dr Fernet, dont nous avons été aussi l'externe, nous permette de dire que nous avons trouvé en lui un maître incomparable, qui nous a inculqué les principes fondamentaux de clinique médicale.

Nous avons quitté l'hôpital Saint-Louis laissant à

regret l'enseignement bienveillant et familier de M. le Dr Du Castel. En outre des éléments de dermatologie, il nous a enseigné la valeur de l'éclectisme en clinique.

C'est un plaisir pour nous d'exprimer ici à M. le Dr Roques, qui fut notre maître, notre reconnaissance si grande pour les conseils et les marques de bienveillante sympathie qu'il ne cesse de nous témoigner.

Que M. le Pr Tillaux, M. le Dr Gombault qui guidèrent nos premiers pas en médecine, agréent nos sincères remerciements.

Nous regrettons de n'avoir pu jouir que pendant peu de temps de l'enseignement de MM. Ricard, Mathieu, Lermoyez, Vaquez. Qu'ils veuillent recevoir l'expression de nos vifs remerciements.

M. le Dr Rémy, sous la direction duquel nous avons travaillé côte à côte pendant sept ans, sait combien nous lui sommes attaché.

M. le Dr Lœwenthal, professeur d'histologie à la Faculté de Lausanne, nous a enseigné pendant un semestre la technique microscopique et a été pour nous un exemple vivant de probité scientifique.

Nous tenons à remercier particulièrement M. Fabre-Domergue pour l'accueil gracieux que nous avons toujours reçu au Laboratoire de la Clinique chirurgicale de l'hôpital Necker, et M. Auguste Pettit, chef adjoint de ce Laboratoire, qui nous a prêté les préparations de deux cas inédits que nous publions.

Nous remercions aussi notre ami, le Dr Morau, pour l'observation qu'il a eu l'obligeance de nous transmettre.

Le principal de cette thèse inaugurale est dû à M. le

Dr Pichevin. Il nous en a fourni l'inspiration et a abandonné en notre faveur un travail qu'il avait désiré faire lui-même. Nous tenons à lui témoigner publiquement notre reconnaissance.

PREMIÈRE PARTIE

ANATOMIE

Dans la partie anatomique de notre étude, nous renverrons aux traités classiques pour la description générale, topographique, de la vulve; nous n'insisterons ici que sur la structure de ses différentes parties et surtout sur les organes glandulaires, ainsi que sur les restes embryonnaires qui s'y rencontrent et qui pourraient donner naissance aux formations kystiques de cette région.

Nous étudierons: la structure de la vulve, son développement, ses glandes et ses restes embryonnaires.

CHAPITRE PREMIER

STRUCTURE DE LA VULVE

Grandes lèvres.

Les auteurs décrivent à la grande lèvre cinq couches nettement différenciées.

La *peau*, où s'implantent de longs poils et dont le chorion est riche en glandes sudoripares, exceptionnellement développées en cette région, comme le fait remarquer Sappey[B.7].

Immédiatement sous ce chorion, on trouve une couche de fibres musculaires lisses, homologue du dartos masculin, le *dartos labial*. Les trousseaux musculaires, loin de former une enveloppe complète en forme de sac, ne tapissent que la face externe, le bord inférieur et une partie de la face interne des lèvres. De la graisse en abondance variable, du tissu fibro-élastique doublent la couche dartroïde.

Ce tissu élastique se condense jusqu'à former une véritable membrane, désignée par Sappey sous le nom de *sac élastique* de la grande lèvre. Ce sac élastique n'est, suivant RICHET[B.6], que la continuation de l'aponévrose du grand oblique. C'est lui que BROCA[B.1] avait confondu avec le véritable dartos, dont il n'a nullement la structure musculaire. C'est au niveau de ce sac, ou dans le tissu conjonctif adjacent, que quelques auteurs ont décrit une véritable bourse séreuse, soit normale, soit accidentelle, point d'origine de certains kystes (VIDAL DE CASSIS, MORPAIN, BROCHON, ANCELON DE DIEUZE).

Le sac élastique recouvre un bourrelet graisseux constant dans lequel viennent s'éparpiller les faisceaux internes de l'extrémité du *ligament rond,* dans lequel peuvent se former des kystes, comme l'ont constaté REGNOLI, PALETTA et plus récemment KOPPE et GOTTSCHALK.

Enfin, on peut trouver sur certains sujets l'existence de vertiges péritonéaux, le canal de Nück, qui peut aussi donner lieu à des kystes de la grande lèvre (REGNOLI[H.20], GOTTSCHALK[H.18]).

L'épaisseur des grandes lèvres est parcourue par de très nombreux vaisseaux, des nerfs et des lymphatiques.

Petites lèvres.

Les petites lèvres sont deux replis tégumentaires doublés d'un tissu conjonctif fibro-élastique, dépourvu de graisse.

La plupart des auteurs nient l'existence de *fibres musculaires propres* (GÜSSENBAUER, CARRARD[C.4]). Cependant NAGEL les a constatées sur des préparations de WEBSTER[C.21], d'Édimbourg. Il leur attribue l'érectilité des petites lèvres, érectilité qui peut se comparer à celle du mamelon. (NAGEL[B.5], *Anat.*, p. 109).

Les téguments tiennent le milieu entre la peau et une muqueuse (TESTUT).

KÖLLIKER, GERLACH, les considèrent comme d'origine muqueuse, CARRARD, LANGER, AEBY, KLEIN, FREY, GERLACH, TOLDT, HART, BALLANTYNE les tiennent pour d'origine cutanée.

Les deux opinions peuvent être défendues, puisque l'aspect extérieur des petites lèvres, lisse, rosé et humide, ainsi que l'absence de poils, parlent pour une muqueuse tandis que l'existence de papilles et de glandes sébacées les rattachent à la peau.

BERRY HART[C.9] a décrit à la base des petites lèvres une petite ligne blanche qui, d'après lui, séparerait la peau des petites lèvres de la muqueuse du vestibule.

Notons dans les petites lèvres (CARRARD[C.4], WERTHEIMER[A.30]) de nombreuses terminaisons nerveuses : corpuscules de Meissner et, dans certains cas d'hypertrophie, bulbes terminaux arrondis, semblables à ceux qui, normalement, existent dans la conjonctive. On peut y voir aussi des terminaisons analogues à celles que IHLDER a décrites dans la langue des Oiseaux.

Vestibule.

Le vestibule, cet espace triangulaire délimité sur ses côtés par les petites lèvres, à son sommet par le clitoris, à sa base par les orifices de l'urètre et du vagin, est recouvert d'une muqueuse dermo-papillaire, striée de haut en bas par un petit soulèvement que Pozzi[A.21] a décrit sous le nom de *bride masculine* du vestibule. Celle-ci n'est que l'homologue, atrophique chez la femme, de la partie antérieure du corps spongieux de l'urètre.

L'épithélium qui revêt la muqueuse vestibulaire est pavimenteux stratifié.

Urètre.

L'urètre féminin s'ouvre immédiatement en arrière du vestibule, au-dessus d'un léger mamelon muqueux, le tubercule vaginal. La charpente de l'urètre est une épaisse couche musculaire de fibres lisses circulaires et longitudinales, englobant un très grand nombre de vaisseaux. Ce sphincter musculaire sépare la muqueuse qui revêt l'urètre de la couche fibreuse du vagin.

La muqueuse, constituée par un chorion papillaire, riche en fibres élastiques, est surmontée d'un épithélium sur plusieurs couches de cellules polyédriques, dont les superficielles affectent une assez grande régularité (Robin et Cadiat[E.9]). Ces cellules paraissent triangulaires sur une coupe et réprésentent ce que les Allemands appellent épithélium de transition (Uebergangsepithel, Kossel et Schiefferdecker). Comme l'ont bien montré Tourneux et Herrmann[C.20], l'épithélium pavimenteux stratifié du vestibule se continue à une distance d'environ 1 centimètre dans l'intérieur du méat.

Clitoris.

Le clitoris est un organe érectile constitué essentiellement par deux corps caverneux en rapport avec les vaisseaux des bulbes vaginaux. Ces corps caverneux, délimités par une albuginée, sont analogues de ceux de la verge. Le gland clitoridien, que les recherches de RETTERER[A.23] ont assimilé au gland pénien, est constitué par un noyau fibreux, entouré d'une muqueuse dermo-papillaire. Il est surmonté par un repli muqueux de même nature, le capuchon du clitoris, qui représente morphologiquement le prépuce masculin.

Hymen.

L'hymen est un repli muqueux marquant l'entrée du vagin et constituant, dans l'opinion des classiques, comme nous le verrons au développement, la limite entre le sinus uro-génital et le canal de Müller.

Nous n'insisterons ni sur les formes variables qu'il présente, ni sur les différences qui existent aux divers âges.

L'hymen possède deux faces, l'une externe, vulvaire, lisse ; l'autre, interne, vaginale, striée des mêmes plis que le vagin lui-même, et représentant la continuation des colonnes de ce dernier (SCHÄFFER[A.25]).

Sa structure est des plus simples : un adossement de la muqueuse avec un stroma conjonctif riche en fibres élastiques, en vaisseaux et en nerfs, possédant même, d'après certains auteurs (LEDRU[A.14], BUDIN[A.5]), quelques fibres musculaires propres, faisceaux aberrants du constricteur vaginal. Toutefois TOURNEUX et HERRMANN nient l'existence de ces faisceaux.

La muqueuse de revêtement, du type dermo-papillaire, est tapissée par un épithélium pavimenteux stratifié. Cette muqueuse est très plissée, surtout à la partie postérieure, où l'épithélium pousse des invaginations profondes dans le derme, particulièrement à la partie médiane, point de réunion des deux replis latéraux qui constituent l'hymen.

CHAPITRE II

DÉVELOPPEMENT

Nous n'avons pas la prétention de faire une description complète du développement des organes génitaux externes de la femme.

Nous nous bornerons à esquisser ce développement, en insistant quelque peu sur le mode de terminaison des canaux mésodermiques, qui concourent à la formation des conduits vaginaux et urétraux, dans le but d'éclaircir la part qu'ils peuvent prendre dans la formation de certains kystes congénitaux de la vulve.

Au début, la cavité allantoïdienne communique directement en bas avec la terminaison du tube digestif, formant par leur réunion ce qu'on pourrait appeler le *cloaque recto-allantoïdien*.

Bientôt, dans ce cloaque viendront se terminer aussi les canaux génito-urinaires, constituant, à leur lieu d'abouchement, le *cloaque interne*.

D'autre part, si l'on examine un embryon très jeune (dès la 4e semaine, KÖLLIKER[A.13]), on voit qu'il existe, entre les deux bourgeons, qui plus tard seront les membres inférieurs, une région concave, ovalaire, terminée en arrière par le bourgeon caudal, en avant par une saillie moins prononcée, le *tubercule génital.* A l'arrière de celui-ci, exactement sur la ligne médiane, existe une petite fente : c'est l'entrée du *cloaque externe.*

Cloaque externe (ectodermique) et cloaque interne (endodermique) vont à l'encontre l'un de l'autre pour former plus tard le *cloaque définitif,* ouvert à l'extérieur. Mais avant cette réunion, ils sont séparés par un bourgeon épithélial, que Tourneux a désigné sous le nom de bouchon cloacal et qui détermine la limite entre l'ectoderme et l'endoderme (1).

Au moment où le cloaque définitif est formé, c'est-à-dire quand le bouchon cloacal s'est résorbé, il commence à devenir difficile d'indiquer où est la limite entre les deux feuillets. Avant la réunion, le cloaque interne se distinguait par son épithélium prismatique et le cloaque externe par son épithélium pavimenteux stratifié ; or, après la réunion, tout le cloaque se trouve avoir un épithélium pavimenteux du type ectodermique. Cadiat [A.6] voulait que ce fût l'épithélium ectodermique qui eût envahi l'épithélium endodermique (comme chez l'Oiseau) ; mais Tourneux [A.27] a vu le cloaque interne chez un monstre célosomien et, par conséquent sans communication avec l'extérieur, tapissé par un épithélium pavimenteux stratifié.

Nous insistons quelque peu sur ce détail de développement parce qu'il montre que l'origine blastodermique d'un épithélium n'implique nullement une forme déterminée de celui-ci.

Pendant que se produit le cloaque définitif, un travail

(1) Cette description est celle des classiques. Actuellement (Tourneux), on tend à ne plus admettre l'existence d'un cloaque externe, le bouchon cloacal allant affleurer la surface tégumentaire.

de scission commence déjà à se faire entre sa partie antérieure, uro-génitale, et sa partie postérieure, rectale, par la formation de l'éperon périnéal.

Rathke [A.22] faisait provenir le périnée de plis latéraux donnant lieu à l'éperon périnéal et se soudant sur la ligne médiane. Tourneux [A.26] et d'autres décrivirent un éperon périnéal médian (mouton). Retterer [A.23], revenant aux idées de Rathke, a bien vu la descente d'un éperon médian, mais cet éperon provient de la réunion sur la ligne médiane de deux plis latéraux du cloaque. Ainsi s'explique le raphé du périnée, reste de la soudure de ces deux plis.

Par la formation du périnée, se crée, en avant, un seul canal commun aux organes génito-urinaires, canal qui prend le nom de *sinus uro-génital* (Müller [A.17]).

Oblique d'avant en arrière, limité en avant par le tubercule génital, en arrière par l'éperon périnéal, le sinus uro-génital vient s'ouvrir au niveau du sillon génital. Il reçoit la partie inférieure de l'allantoïde (futur urètre), qui semble primitivement en former la continuation; les uretères, les canaux de Wolff et plus tard les canaux de Müller, qui s'y terminent, vu leur faible volume, paraissant n'en être que des canaux collatéraux.

Le fœtus arrive ainsi au troisième mois. Il atteint alors ce que certains auteurs ont appelé le *stade indifférent,* car nul sexe n'est encore indiqué (Issaurat [A.11]). C'est seulement dès ce moment que se fera l'évolution du côté d'un sexe ou d'un autre.

Formation de la vulve.

Nous avons vu qu'il existait de très bonne heure

une éminence ectodermique à l'avant du sillon génital, le *tubercule génital.* Or, de chaque côté de ce sillon se développent deux bourrelets latéraux, les *bourrelets génitaux.*

Le tubercule génital sera le *clitoris ;* les bourrelets génitaux, les *grandes lèvres ;* le bord du sillon génital, limitant l'entrée du sinus uro-génital, les *petites lèvres ;* le sinus uro-génital, bien que très modifié, sera le *vestibule.*

Vers le commencement du quatrième mois, le sinus uro-génital était relativement profond et avait un développement considérable par rapport aux canaux qui venaient y déboucher, notamment par rapport aux canaux génitaux (Müller et Wolff). Lorsque le sexe commence nettement à s'indiquer, le sinus uro-génital de la femme se modifie relativement peu par rapport aux importants changements qui s'opèrent dans les parties génitales internes (utérus, vagin), comme l'a fort bien montré KOLLIKER[A.13]. Le sinus uro-génital (devenu *vestibule,* suivant BISCHOFF[A.3], ou mieux *canal vestibulaire,* suivant LEGAY[A.15]), qui formait, pour son propre compte, un conduit relativement allongé, se trouve, de par le développement prépondérant du vagin, presque identifié avec l'orifice de ce dernier. Si bien que chez la femme adulte, les vestiges du sinus uro-génital sont réduits à la petite zone triangulaire sous-clitoridienne (vestibule des anatomistes), au pourtour vaginal, au bourrelet péri-urétral et enfin à l'hymen, suivant les idées de POZZI[A.20, 21].

Ces parties qui seront plus tard si effacées chez la

femme adulte, dont la vulve est déformée par le coït et les accouchements, sont encore très visibles chez la fillette, où il existe quelquefois un espace de 1 millimètre et même plus entre l'insertion des petites lèvres et l'hymen (BROUARDEL[A.4]).

D'après les recherches de RETTERER[A.23 bis] sur les embryons humains et sur les embryons d'animaux, les parties développées au dépens du sinus uro-génital seraient beaucoup plus étendues encore que le vestibule de l'adulte et le pourtour vaginal.

Revenant en partie aux données anciennes, Retterer a démontré que, après le troisième mois, le sinus uro-génital se cloisonnait par deux replis latéraux qui vont à l'encontre l'un de l'autre et se soudent sur la ligne médiane. Ce cloisonnement détermine un canal supérieur (continuation de l'allantoïde, futur urètre) et un canal inférieur (continuation du canal de Müller, futur vagin). De la sorte toute la portion *inférieure* du vagin et de l'urètre, ainsi que la cloison urétro-vaginale se développe au dépens du sinus uro-génital et allonge d'autant urètre et vagin. C'est ce qui explique la descente du méat et de l'entrée du vagin qui se met au ras des petites lèvres.

Retterer ne parle pas du développement de l'hymen, mais il est logique d'admettre, à la suite de cette description, que l'hymen aussi est originaire du sinus uro-génital.

A cet ordre de faits il serait peut-être possible de rattacher ce cas, que nous eûmes l'occasion d'observer lors de notre externat dans le service de notre maître, le Professeur Le Dentu. Nous avons constaté chez une jeune femme, à quelques centimètres de l'orifice vulvaire, un septum plein, cloisonnant le tiers inférieur du vagin. Cette malade qui, derrière son septum, possédait un conduit vaginal et un utérus atrophié, ne présentait aucun vestige hyménéal à la vulve, et le conduit vestibulaire était parfaitement lisse.

Du reste dans certains cas d'absence totale de vagin mullérien, ou dans des cas de pseudo-hermaphrodisme (hypospades mâles), ce vagin vestibulaire peut prendre un développement assez considérable pour donner le change à première vue (Pozzi [A.20], p. 1212, éd. 1897).

Structure du canal vestibulaire. — Nous avons dit que le cloaque et par conséquent le sinus uro-génital étaient primitivement tapissés par un épithélium pavimenteux stratifié. Cette structure se maintiendra plus tard, mais, fait intéressant et bien mis en lumière par Tourneux [A.28], elle subira diverses transformations au cours du développement ontogénique.

Ainsi si on examine la paroi antérieure du canal vestibulaire et le fond de la gouttière génitale d'un fœtus femelle de 7,5/10 centimètres (commencement du 4e mois), on voit que l'épithélium est *pavimenteux stratifié;* or, « chez le fœtus de 12,5/17 centimètres (milieu du 5e mois) le vestibule possède dans toute sa profondeur un épithélium *prismatique stratifié* qui va jusqu'à l'hymen où commence l'épithélium pavimenteux stratifié du vagin. Ces changements sont intéressants, car, chez la femme adulte, l'épithélium du vestibule et de la portion préurétrale du vestibule retourne à l'état pavimenteux stratifié, tandis que chez l'homme l'épithélium du même vestibule (portion membraneuse de l'urètre) conservera pendant toute la vie le caractère prismatique stratifié » (Tourneux [A.28]).

Hymen.

A la formation du vestibule on peut adjoindre celle de l'*hymen,* si, avec Matthews Duncan [A.16], Bland Sutton [C.19], et surtout Pozzi [A.20-21], et O. Schœffer [A.25], on admet que l'hymen n'est pas, comme le voulaient Henle [A.9], Budin [A.5], Tourneux [A.29], formé au dépens d'un épaississement de la partie inférieure du vagin, mais bien aux dépens de l'ectoderme.

D'après Pozzi [A.20], l'hymen se développerait assez tard sous forme d'un repli au niveau « du pourtour du conduit vulvo-vaginal à l'orifice antérieur du canal vaginal, qui est formé en haut par la fusion des conduits de Müller, en bas par le canal vestibulaire, vestige du sinus uro-génital. Il y a, au début, deux saillies linéaires qui s'avancent sur la ligne médiane jusqu'à ce qu'elles se rencontrent ; l'hymen est, à ce moment-là, un organe double, et la bandelette qu'il forme de chaque côté de la fente uro-génitale se continue au delà de l'ouverture de l'urètre, jusque vers la base du clitoris. Quand les orifices vulvaire et urétral sont constitués, elle encadre l'une et l'autre de ces ouvertures, formant à la première la collerette de l'hymen et autour de la seconde un bourrelet annulaire, très visible chez les enfants, continu en bas avec l'hymen, en haut avec une saillie médiane, analogue à la bride des hypospades masculins. L'appareil hyménéal, ainsi constitué, se compose donc de trois parties : 1° l'hymen ; 2° le bourrelet du méat ; 3° la bride masculine du vestibule » (p. 1184, édit. 1897).

Plusieurs objections ont été faites à Pozzi, notamment que l'hymen, du côté de sa paroi vaginale, est plissé comme le vagin lui-même. Pozzi répond que l'hymen se forme par l'accolement de deux lames, l'une postérieure, vaginale, l'autre antérieure, vestibulaire, lames qui se réunissent au 5e mois, comme l'a démontré O. Schoeffer.

Nous retiendrons surtout de cette description, que l'hymen se développe tardivement (19e semaine), sous forme de plusieurs lames ultérieurement réunies (lames latérales et lames horizontales). Ce développement donnera la clef des kystes congénitaux de l'hymen, peut-être aussi des orifices que certains auteurs y ont décrits (Ballantyne [A.2], Fleischmann [A.8], Döderlein [K.2], von Ackeren [A.1]), et qui se forment vraisemblablement au niveau de la réunion de ces diverses lames.

Développement du segment inférieur des canaux de Wolff et de Müller.

Nous nous bornerons ici à tracer les lignes générales du développement des canaux génitaux en insistant sur la structure embryonnaire de ces canaux et sur la destinée du canal de Wolff chez le fœtus féminin.

Le *canal de Wolff* est une formation toute primitive, il préexiste par conséquent au canal de Müller.

Il se formerait, dans sa partie antérieure, aux dépens de la somatopleure et, dans sa partie postérieure, aux dépens de l'ectoderme (Segdwick [A.49], Van Wijhe [A.54], Ruckert [A.48], Hensen [A.39], Flemming [A.36], Graf Spee [A.51], etc.).

Le *canal de Müller* se développe nettement chez les anamniotes par division longitudinale du canal de Wolff (Semper [A.50], Balfour [A.31], Hoffmann [A.41]). Chez les amniotes, cette formation est moins connue et plus controversée : on ne sait pas s'il se forme par prolifération de l'extrémité postérieure d'un diverticule cœlomique (Waldeyer, Braun [A.33], Gasser [A.37], Janosik [A.43], Nagel [A.45-46]) (1), ou bien s'il procède du canal de Wolff, comme le

(1) Nagel, auquel on doit de belles recherches sur le développement des canaux génitaux chez l'Homme, après avoir examiné plus de 100 embryons humains, est arrivé à la conclusion que le canal de Müller se développe aux dépens du cœlome. Cependant il décrit une fusion des canaux de Müller et de Wolff sur une petite longueur de leur portion médiane.

décrivent Balfour et Sidgwick[A.32], Tourneux[A.29], etc. (Voyez pour cette discussion Hertwig[A.10], p. 223, 335, etc.).

Quelle que soit leur origine, les canaux de Wolff et de Müller forment, chez un fœtus humain de huit semaines, quatre canaux distincts, réunis, en arrière de la vessie, en une seule masse quadrilatère par du tissu conjonctif sous forme d'un cordon, le *cordon génital* (Leuckart[A.44], Thiersch[A.52], Kölliker[A.13]). En avant et un peu en dehors, sont les canaux de Wolff, en arrière et plus au centre, les canaux de Müller.

Canaux de Müller et canaux de Wolff descendent ainsi jusque vers le sinus uro-génital. Tourneux[A.29] a constaté, chez l'embryon de mouton, que l'épithélium des deux canaux pouvait être intimement fusionné à toutes les hauteurs. A leur ouverture dans le sinus uro-génital les canaux de Müller se termineraient, d'après Kölliker[A.13], dans la partie la plus inférieure de la vessie, à peu près sur la même ligne que les canaux de Wolff, tandis que les uretères s'ouvrent plus haut.

Au commencement du 4e mois, commence un travail de transformation très actif au niveau des canaux génitaux.

Canaux de Müller. — Les canaux de Müller, qui se présentent longtemps sous forme de canaux pleins, d'abord séparés l'un de l'autre dans le cordon génital, se fusionnent ensuite. Cette fusion commence par le tiers moyen (Kölliker[A.13]), et finit par le tiers inférieur. Il se forme ainsi un seul canal, cloisonné par le milieu. La résorption de la cloison, qui se produit de bas en haut, constitue vers le 5ᵉ mois, un canal unique, déjà différencié en utérus et vagin.

Structure. — L'épithélium qui tapisse le canal de Müller, tout à fait au début (fœtus de 3,2/4 centimètres) « appartient manifestement à la catégorie des épithéliums stratifiés, mais il est fort difficile de le rapprocher de l'un des deux types cylindrique ou pavimenteux. C'est une sorte d'épithélium stratifié, embryonnaire dont la forme définitive ne s'accusera que plus tard. Nous verrons en effet que, suivant les points envisagés, cet épithélium évoluera en épithélium pavimenteux stratifié, comme dans le vagin, ou, au contraire, en épithélium cylindrique, comme dans l'utérus. On pourrait peut-être lui appliquer la qualification d'épithélium polyédrique stratifié. » Tourneux [A.29].

Chez un fœtus de 7,5/10 centimètres (début du 4ᵉ mois), l'épithélium est mixte, constitué par un mélange de cellules prismatiques et de cellules pavimenteuses; cet épithélium augmente d'épaisseur à mesure qu'on monte et devient de plus en plus pavimenteux vers le vestibule. Vers la fin du 4ᵉ mois, sur les coupes longitudinales (Tourneux), on peut déjà voir nettement une transition brusque de l'épithélium : au niveau de la portion qui sera l'utérus, il est cylindrique, élevé, sur une ou deux couches, les cellules déjà munies d'un plateau ; dans la partie plus basse qui sera le vagin, il est pavimenteux, à noyaux arrondis (Tourneux [A.29], Nagel [A.45]). Vers le milieu du 5ᵉ mois, les deux épithéliums conservent ces caractères respectifs; le vagin est toujours plein. C'est seulement vers le 6ᵉ mois qu'une lumière centrale apparaît, bien que pleine de cellules pavimenteuses désagrégées. Chez les fœtus de 6, 7, 8 mois et à terme Tourneux [A.29] n'a jamais trouvé de cils vibratiles.

« Il est à remarquer, dit Tourneux [A.29], que l'épithélium prismatique de l'utérus, aussi bien du corps que du col, est entièrement dépourvu de cils vibratiles à l'époque de la naissance, alors que dans le tube laryngo-trachéal et même dans l'œsophage, on constate des éléments ciliés dès le quatrième mois de la vie intra-utérine. C'est là certainement un des points les plus intéressants dans l'histoire du développement de l'épithélium utérin. »

Canaux de Wolff. — Les canaux de Wolff, intimement unis au sein du cordon génital, dans leur portion supérieure, aux canaux de Müller, s'en écartent, d'après NAGEL [A.45], à leur portion inférieure et viennent se terminer dans le sinus uro-génital, tout près des canaux de Müller, un peu plus haut que ceux-ci.

Cette terminaison serait exactement, pour TOURNEUX [A.29] (début du 4e mois), à l'extrémité supérieure du canal vestibulaire, en arrière de l'urètre et de chaque côté du cylindre épithélial qui comble la lumière du vagin.

Formant des canaux toujours également calibrés, les conduits de Wolff sont tapissés par un épithélium d'un ou deux rangs de cellules cylindriques.

L'épithélium des canaux de Wolff n'est cilié à aucun moment de leur développement.

Destinée des canaux de Wolff. — D'après NAGEL [A.45], dont l'examen a porté sur plus de 100 fœtus humains aux différents âges, le canal de Wolff, dans sa portion distale, commence à s'atrophier chez les fœtus du sexe féminin, à la période où les canaux de Müller atteignent le sinus uro-génital.

« La fonction des canaux de Wolff serait déjà achevée chez les embryons de 4 à 5 centimètres. Ils ne persistent plus dans le développement ultérieur des organes génitaux, et il est démontré clairement qu'en règle générale on ne trouve plus dans le cordon génital aucune trace de canal de Wolff. » Nagel est persuadé, avec DOHRN [A.35], RIEDER [G.37], KÖLLIKER [G.23], WALDEYER, qu'on ne trouve de restes des canaux de Wolff que dans les parois de l'utérus au-dessus du col; rarement au niveau du col lui-même. « Il est temps, termine NAGEL, qu'on rejette définitivement cette erreur si souvent reproduite dans les travaux de gynécologie et qui consiste à dire que les canaux de Gartner peuvent se suivre jusqu'à l'entrée du vagin, jusqu'au méat urinaire ».

D'après TOURNEUX et LEGAY [A.29] la portion inférieure du canal de Wolff se perd dans la masse épithéliale pavimenteuse qui comble l'orifice vaginal. Il concourerait d'après ces auteurs à la formation du segment inférieur (hyménéal) du vagin. A ce propos, HOFFMANN [A.42] va même plus loin et pense que le vagin entier se développe aux dépens du canal de Wolff et d'un bourgeon cellulaire médian interposé à ces canaux. Quant à sa portion supérieure, TOURNEUX et LEGAY [A.29] n'ont plus retrouvé le canal de Wolff que fragmenté.

Chez un fœtus de 7,5/10 centimètres (début du 4e mois) ce canal a persisté sur une longueur de $3^{mm},2$ à partir de l'extrémité vestibulaire. Chez un fœtus un peu plus âgé (milieu du 4e mois), les canaux de Wolff ne se montrent plus que sous forme de deux traînées jaunâtres qu'on peut voir de chaque côté des canaux de Müller. La coupe du cordon génital à ce niveau figure un T (GEIGEL [A.38]), dont la branche principale serait les deux canaux de Müller réunis, et les deux branches latérales, les vestiges des canaux de Wolff. A la fin du 4e mois, les canaux de Wolff ne se présentent plus que sous la forme de deux petits amas épithéliaux solides, séparés les uns des autres, et situés à des hauteurs différentes dans le cordon génital. Au delà du 4e mois, TOURNEUX et LEGAY ne signalent plus de canal de Wolff.

Nous pourrons donc dire que, *normalement*, le canal

de Wolff disparaît dans toute la portion utéro-vaginale du cordon génital, tout en admettant la possibilité d'une persistance anormale de ces conduits plus ou moins fréquente, comme nous le verrons plus loin, en étudiant ces canaux qui, chez l'adulte, prennent le nom de canaux de Gartner.

Développement des glandes de Bartholin et des glandes sébacées des petites lèvres.

La *glande de Bartholin* se développe (Tourneux, Nagel[B.5]) sous forme d'un diverticule épithélial solide, en doigt de gant, qui part des deux côtés du sinus uro-génital, un peu au-dessus de sa réunion au cloaque. Chez les embryons de 21 centimètres, lorsque l'utérus et le vagin sont distincts et que le sinus uro-génital s'est transformé en vestibule, l'histogénèse des glandes de Bartholin est terminée (V. Muller.[A.18]). Au début elle n'a qu'un seul enduit qui se divise plus tard (Stöhr).

Les *glandes des petites lèvres* apparaissent très tardivement. Wertheimer[A.30] n'a trouvé aucune glande sébacée chez le fœtus ou même chez l'enfant nouveau-né, ni sur la face interne, ni sur la face externe des petites lèvres. Les bourgeons glandulaires ne commencent à apparaître qu'au 4e mois après la naissance, sous forme d'invagination en doigt de gant. A l'âge de deux ans, ces glandes ne se présentent encore qu'à l'état d'enfoncements papillaires; c'est seulement à 5 ans, qu'elles deviennent des glandes réelles. Cependant elles restent en quelque sorte rudimentaires, même chez l'adulte et à la puberté ; elles ne prennent tout leur développement que lors de la grossesse, période où elles présentent un volume énorme.

Conclusions.

Nous retiendrons de ce succint exposé embryologique les points suivants qui peuvent avoir rapport avec les kystes congénitaux vulvaires :

1° La fente vulvaire représente le sillon génital ;

2° L'hymen se forme aux dépens de deux lames frontales soudées l'une à l'autre sur la ligne médiane ;

3° Le vestibule, le bourrelet péri-urétral, l'hymen, le canal vestibulaire (de la base des petites lèvres à l'hymen suivant Pozzi) ; la partie inférieure de l'urètre, du vagin, la paroi urétro-vaginale (suivant Retterer) représentent chez l'adulte les restes du sinus uro-génital ;

4° Le canal de Wolff s'ouvre dans le sinus uro-génital, aux stades primitifs du développement, sur la même ligne et un peu en avant du canal de Müller (futur vagin), entre celui-ci et l'urètre, qui occupe une situation plus antérieure.

Par conséquent, si le canal de Wolff persistait en totalité ou en partie, il pourrait s'ouvrir, soit à la partie inférieure de l'urètre (reste du canal allantoïdien), soit au niveau du vestibule (reste de la paroi du sinus uro-génital), soit au niveau de la paroi supérieure du segment inférieur du vagin (reste de l'amas épithélial vaginal de Tourneux, ou d'une partie du sinus urogénital, suivant Retterer);

5° Le canal de Müller est tapissé par un épithélium mixte, qui peut aussi bien prendre la forme pavimenteuse que la forme cylindrique;

6° Le canal de Wolff est recouvert d'un épithélium cylindrique élevé sur une ou deux couches;

7° A aucun moment du développement fœtal, on n'observe, au niveau de l'un ou de l'autre, de cils vibratiles.

Or, comme dans le développement ultérieur, l'épithélium du canal de Wolff (futur épididyme) aussi bien que celui du canal de Müller (utérus, trompes) se couvre de cils vibratiles, nous en pourrons conclure que ces cils pourront apparaître à un moment quelconque dans les kystes qui se produiraient aussi bien aux dépens du canal de Wolff, qu'aux dépens du canal de Müller.

8° Les glandes des petites lèvres sont des organes tardifs, exclusivement liés à la vie génitale de la femme.

CHAPITRE III

GLANDES DE LA VULVE

Nous étudierons successivement et en détail les appareils glandulaires de la vulve, nous réservant de décrire dans un chapitre spécial les restes embryonnaires qui, normalement ou anormalement, se rencontrent dans cette région et au dépens desquels peuvent se développer des kystes congénitaux.

Grandes lèvres.

Nous insisterons peu sur les glandes sébacées et sudoripares, si développées, des grandes lèvres, ces glandes ne donnant lieu qu'à des altérations pathologiques aiguës.

Nous serons brefs aussi sur la glande *vulvo-vaginale,* sa pathologie, d'un cadre bien défini, constituant un chapitre à part dans les maladies de la vulve.

Glande de Bartholin. — Située à la portion inférieure de la grande lèvre, la glande de Bartholin est placée très profondément, tout contre le vagin, sous les faisceaux du constricteur vaginal et bulbaire. HUGUIER[E.4] a, le premier, signalé son importance en pathologie. Son canal excréteur, parfois double (MARTIN et LÉGER, LANG, TROST), large de 2 millimètres et long de 1 à 2 centimètres, vient s'ouvrir dans le sillon qui sépare les petites lèvres de l'hymen.

Quand l'hymen n'existe plus, le canal peut venir s'aboucher au haut d'une caroncule myrtiforme. CULLINGWORTH[B.2] l'a vu se terminer sur la face interne des petites lèvres.

La glande de Bartholin est composée de nombreux acini tapissés de cellules caliciformes, avec un noyau refoulé vers la paroi. Les canaux collecteurs des acini se réunissent à l'intérieur de la glande en un seul canal. Le canal excréteur principal est entouré de fibres lisses ; du reste, on trouve aussi des fibres analogues autour des acini eux-mêmes (DE SINÉTY[B.8]).

Le canal excréteur est tapissé d'un épithélium à cellules cylindriques ; sa terminaison seule porte un épithélium pavimenteux stratifié semblable à celui du vestibule (NAGEL[B.5]).

Petites lèvres.

Les petites lèvres sont très riches en *glandes sébacées,* homologues, d'après NAGEL[B.5] (p. 109), aux glandes de Tyson. Elle sont particulièrement intéressantes à connaître au point de vue des kystes développés en cette région.

Ces glandes se trouvent, suivant MARTIN et LÉGER [B.3], sur les deux faces des petites lèvres. Celles de la face interne, décrites déjà par WENDT [C.22] en 1836, sont très nombreuses ; MARTIN et LÉGER en ont compté plus de 120 à 150 par centimètre cube. Ces auteurs avaient déjà constaté que ces glandes se développaient surtout à la puberté et étaient absentes chez le fœtus ; plus tard, WERTHEIMER [A.3] confirma cette manière de voir et trouva que les glandes sébacées des petites lèvres atteignent leur plus haut développement pendant la grossesse ; « elles sécrètent une matière épaisse, blanchâtre, onctueuse, rappelant le smegma préputial et jouant vraisemblablement le rôle d'excitant génésique ».

BALLANTYNE [A.2] nie l'existence des *glandes muqueuses* et WERTHEIMER [A.3] ne les signale pas dans son mémoire NAGEL [B.5] (p. 109) dit ne les avoir pas non plus constatées Mais WEBSTER décrit des glandes sudoripares, particulièrement dans la partie antérieure.

Une autre formation glandulaire qui pourrait exister serait un lobule aberrant de la glande de Bartholin, qui vient s'ouvrir, comme on sait, à la base des petites lèvres.

Aucun auteur n'a décrit de *restes embryonnaires* dans la petite lèvre.

Au niveau de la *fourchette,* MARTIN et LÉGER [B.3] signalent quelques glandes sébacées ; elles existent aussi au niveau du gland du clitoris. TOURNEUX et HERRMANN [C.20] ne les ont pas rencontrées.

Hymen.

D'après les auteurs classiques, l'hymen serait dépourvu de glandes.

Cependant KLEIN [D.8] a trouvé chez un fœtus de 27 centimètres de long, à la base de l'hymen, une glande qui, de l'épithélium superficiel, allait dans la profondeur de cette membrane. Klein pense qu'il s'agit d'une *glande sébacée,* analogue à celle des petites lèvres.

D'autre part PIERING [D.10] a rencontré dans les coupes du kyste qu'il décrit (v. p. 100) une glande *muqueuse* dans le parenchyme de l'hymen.

D'un autre côté plusieurs auteurs ont signalé l'orifice de petites *cryptes* ou même de véritables *canaux* dans l'épaisseur de cette membrane.

FLEISCHMANN [D.6] a rencontré chez une adulte, sur la face externe de l'hymen, des culs-de-sacs symétriquement situés de chaque côté, constituant de véritables canaux, profonds de 6 à 13 millimètres et tapissés de l'épithélium vulvaire. Fleischmann croit que ces enfoncements peuvent donner lieu à des kystes.

SCÄHFFER [D.12], dit que la colonne postérieure du vagin, reste de la bifidité de cet organe, peut se reporter sur la face postérieure de l'hymen, et que les plis trés élevés de la muqueuse de cette face peuvent constituer, entre leurs sillons, de véritables cryptes, pleines de détritus épithéliaux.

DÖDERLEIN [D.5] a trouvé, du côté opposé à un petit kyste de l'hymen, symétriquement disposé, un petit canal de un demi centimètre de long et tapissé par un épithélium pavimenteux stratifié.

Il résulte que l'hymen, dans l'immense majorité des cas, est absolument dépourvu de glandes et que ce n'est qu'exceptionnellement qu'on y rencontre, soit des glandes muqueuses, soit des glandes sébacées.

Quant aux canaux, dont nous venons de signaler l'existence, il y a deux hypothèses à faire.

1° La première hypothèse est qu'ils représentent la terminaison inférieure de canaux de Wolff persistants (canaux de Gartner) (von Ackeren[A. 1]).

Cette terminaison au niveau de l'hymen ne serait pas impossible, puisque l'hymen se développe aux dépens du sinus uro-génital (Pozzi) ou, ce qui serait encore plus favorable, aux dépens du bouchon épithélial dans lequel viennent primitivement aboutir les canaux de Müller et de Wolff (Tourneux).

Cependant, ce qui parle nettement contre la terminaison anormale d'un canal de Wolff persistant dans l'hymen, est le fait que, dans les cas où ces canaux furent étudiés, ils étaient toujours tapissés par un épithélium pavimenteux stratifié et non par un épithélium cylindrique. Un seul cas, pathologique, parlerait en faveur de la possibilité de vertiges embryonnaires dans l'hymen. C'est celui de Mme Ulesko Strogonova[K.7] (voir obs., p. 138) et encore son origine wolffienne est-elle sujette à caution ;

2° La seconde hypothèse, la plus plausible, celle à laquelle se rattache la majorité des auteurs, est que ces canaux représentent la soudure incomplète des feuillets constitutifs de l'hymen.

Vestibule.

L'existence de glandes propres dans l'épaisseur de la *muqueuse vestibulaire,* niée par TESTUT [E.11], est admise par SAPPEY [B.7] qui décrit « un petit nombre de glandes sébacées très simples et toutes de très minime dimension ».

En outre de ces glandes sébacées, certains auteurs anciens signalent des *glandes muqueuses* au niveau du vestibule, glandes qu'ils séparent assez nettement des glandes péri-urétrales, dont nous parlerons plus tard. HALLER avait, un des premiers, parlé de leur présence sous le nom de *valvulæ lacunæ superiores.* Elles furent revues par HUGUIER et par ROBERT [E.8] qui en ont compté de sept à huit, petites, peu profondes, simples, disséminées dans l'épaisseur de la muqueuse vestibulaire.

Urètre.

Glandes prostatiques. — Quand on examine attentivement le méat urinaire, on peut constater, soit à son pourtour, soit dans l'intérieur même du canal, plusieurs orifices qui ne sont autres que des embouchures glandulaires.

L'étude histologique et embryologique de ces glandes a permis de les assimiler à la glande prostatique.

Ces embouchures glandulaires ont été vues et décrites depuis bien longtemps successivement par la plupart des grands anatomistes du XVIIe et du XVIIIe siècles.

Regnier de Graaf (1672), Bartholin (1677) les signalent les premiers. Morgagni (1719) étudie attentivement le canal urétral de l'homme et de la femme et trouve les lacunes qui portent son nom. Boerhaave (1753) appelle ces orifices glandulaires, tubercules glanduleux de de Graaf. Haller, puis Sabatier (1791) sont encore plus explicites. « C'est une ouverture (le méat), dit ce dernier, irrégulièrement arrondie, entourée d'un bourrelet saillant, sur lequel on aperçoit des petits trous qui terminent les tuyaux excréteurs des glandes situées au voisinage et qui appartiennent au canal de l'urètre. » Déjà de Graaf, puis Bartholin avaient assimilé ces glandes à la prostate.

Plus tard Robert (1841), Huguier (1850), Martin et Léger (1862) reprennent la question à propos des altérations pathologiques dont ces glandes peuvent devenir le siège.

Suivant Robert[E.8], il existe de véritables follicules muqueux disséminés dans l'aire du vestibule et autour de l'urètre. Ces derniers « moins nombreux, mais plus importants, s'ouvrent très près du méat urinaire, à la surface du tubercule médian qui limite inférieurement cette ouverture ; ils se dirigent parallèlement à l'urètre, placés sous la membrane muqueuse de ce canal ou dans l'épaisseur de son tissu spongieux. Leur volume est considérable ; j'en ai vu qui pénétraient à plus de six lignes de profondeur et je leur ai plusieurs fois reconnu la disposition rameuse déjà décrite et figurée par de Graaf. »

De nos jours, citons parmi les auteurs qui se sont occupés de ces glandes, Virchow (1853), Robin et Cadiat[E.9] (1874), Tourneux et Herrmann[E.12] (1888), Almasov[E.1], Wassiliev[E.13].

Virchow découvre que les glandes urétrales de la femme peuvent donner lieu à des concrétions azotées analogues à celles qu'on observe dans les culs-de-sacs de la prostate. Robin et Cardiat[E.9], puis Tourneux et Herrmann[E.12] insistent sur leur structure intime. Pour ces derniers auteurs, les glandes prostatiques de la femme existent sur toute la longueur de l'urètre et sont surtout développées au niveau du méat où elles peuvent atteindre jusqu'à 3 millimètres de longueur et une épaisseur de 600 μ. Ces glandes « ou obliquement couchées sous la muqueuse de dehors en dedans dans le voisinage du méat, ou bien logées directement dans l'épaisseur du chorion muqueux vers la partie postérieure de l'urètre, affectent la forme d'utricule ou encore de glandes en grappe ; elles présentent partout la même composition : ce sont des masses épithéliales, arrondies ou tubuleuses, simples ou lobulées, à surface mamelonnée, creusée suivant leur axe d'une lumière étroite qui communique superficiellement avec le canal de l'urètre ».

Les parois sont en général épaisses et formées par des cellules sphériques, parfois allongées sur la surface, étroitement tassées les unes contre les autres et limitées du côté de la lumière centrale par des cellules pavimenteuses ou encore par une couche de cellules prismatiques analogues à celles du revêtement urétral.

Lacunes de Morgagni. Sinus de Luschka. — A côté de ces glandes prostatiques de la femme, lobulées, acineuses, possédant un conduit excréteur, les classiques décrivent sous le nom de *follicules* de simples dépressions de la muqueuse.

Vus par de Graaf, décrits par Richet, Henle, Martin et Léger ils sont analogues aux lacunes de Morgagni de l'homme. Ils présentent très peu de profondeur et sont en si petit nombre qu'ils peuvent même manquer quelquefois (Robin et Cadiat [F.9]). Ils constituent généralement des culs-de-sacs borgnes ; mais, quelquefois, dans leur profondeur vient s'aboucher le conduit excréteur d'une glande en grappe, comme Robin et Verneuil ont pu le constater et qui serait, d'après eux, l'analogue des glandes de Littre. Martin et Léger [E.6] ont vainement cherché l'existence de ces glandes, mais Aman Routh [F.9], dans ces derniers temps (1890), les signale à nouveau sous forme de petites glandules ramifiées s'ouvrant à angle droit dans le canal de l'urètre.

Canaux de Skene. — La question des glandes urétrales de la femme est venue se compliquer par la découverte des *canaux de Skene* et par la controverse qui naquit au sujet de la persistance possible des canaux de Wolff chez l'adulte et de leur terminaison au niveau du vestibule.

Nous essayerons de faire l'histoire aussi complète que possible de cette question.

En 1880 SKENE [F.5], découvrit de chaque côté de l'urètre, deux petits canaux, de dimensions et de disposition variables mais constants, puisqu'il les a trouvés chez plus de cent sujets.

Profondes de 1 à 2 centimètres, ils s'ouvrent ou bien à la surface libre de la muqueuse urétrale ou bien au niveau du méat lui-même.

Du reste « le lieu d'ouverture de ces canaux est sujet à de nombreuses variations, suivant l'état et la forme du méat. Chez quelques sujets, notamment les jeunes et les très âgés, et chez ceux où il est petit, ne proéminant pas sur le plan du vestibule, les orifices se trouvent dans la profondeur de l'urètre à environ 1/8 de pouce de son bord externe. Lorsque la muqueuse de l'urètre est épaissie ou relâchée, comme cela arrive dans le prolapsus ou quand le méat est éversé, ce qui est commun chez les multipares, l'ouverture (des canaux) se voit de chaque côté de l'entrée de l'urètre ».

Profondément, les canaux vont se diviser dans l'épaisseur du muscle urétral.

Skene pensa tout d'abord à des follicules muqueux, mais, vu la constance de leur situation et leur volume, il leur attribue une place plus importante en tant qu'organe, sans toutefois se prononcer sur leur essence.

Les canaux, dont on attribue à Skene la découverte, paraissent avoir déjà été vus auparavant. Assimilés au début aux glandes et follicules précédemment décrits, ils furent plus tard pris par certains auteurs pour la terminaison vestibulaire du canal de Gartner (canal de Wolff).

Ainsi, ROBERT [E.8] est très explicite quand, à côté des follicules urétraux qu'il cite (voir plus haut), il dit qu'« à quelque distance du méat urinaire et sur ses côtés, il en est (des follicules) dont les origines sont réunies au fond d'une *dépression conique* ».

En Allemagne, en 1864, LUSCHKA [E.5] décrivit aussi, au niveau de la terminaison de l'urètre, des orifices multiples, dont les plus grands, situés près du méat, peuvent être facilement vus à l'œil nu et qui pourraient bien être les canaux de Skene.

A la suite de Skene et peu de temps après lui KOCKS (1882), puis KLEINWÄCHTER, décrivirent ces mêmes canaux.

KOCKS [F.3] dit que chez la femme adulte et chez quelques mammifères il existe, dans la proportion de 80 pour 100, au bord inférieur de l'orifice de l'urètre deux cavités dans lesquelles on peut entrer une sonde épaisse de 1 millimètre et profonde de 5 millimètres à 2 centimètres. Souvent ces orifices s'ouvrent à l'intérieur même de l'urètre; d'autres fois ils se trouvent de chaque côté du méat, au sommet des deux petites lèvres qui, normalement, limitent cet orifice. A la suite de considérations que nous reproduisons plus loin, (p. 47), Kocks pense qu'il s'agit ici de l'abouchement des canaux de Gartner et non d'organes glandulaires.

KLEINWÄCHTER [F.2] n'a retrouvé ces canaux sur le cadavre que deux fois ; n'ayant pas réussi à découvrir de glandes à leur extrémité, il ne se prononce pas sur leur nature, mais il pense qu'ils ne peuvent être pris ni pour les glandes vestibulaires, ni pour les lacunes urétrales, ni pour les follicules mucipares de Huguier.

Max Schüller fit en 1883 une étude complète des canaux de Skene, qui amena la découverte des glandes qui portent son nom, mais qui ne sont probablement autres, que les glandes urétrales, dont il a été déjà question.

Max Schüller F.7 a étudié les canaux précités chez plus de 80 femmes de tout âge. En outre des deux orifices décrits par Skene et Kocks, il en a vu un troisième, médian, à peu près constant. Entre ces trois canaux, il en est d'autres de moindre importance. Ces canaux sont d'autant plus développés que l'individu est avancé en âge : chez le fœtus ils sont invisibles et décelés seulement sur les coupes microscopiques. Les préparations histologiques montrent que le canal est arrondi, de calibre irrégulier, souvent étoilé. La lumière du canal est obstruée par de nombreuses élévations en forme de papilles. Les conduits se terminent quelquefois par un septum transversal ; d'autres fois ils aboutissent à plusieurs ramifications qui ont le caractère très net de culs-de-sacs glandulaires. Ces glandes, courtes, arrondies ou allongées ne se distinguent pas beaucoup des glandes habituellement décrites dans cette région.

Le *revêtement épithélial* des canaux de Skene est très semblable à celui de l'urètre lui-même. C'est un épithélium stratifié, polymorphe, que Schüller appelle épithélium de transition (Uebergangsepithel), et qui se distingue par l'élévation de ses cellules dont quelques-unes, à en juger par les dessins qui accompagnent son mémoire, ont le caractère des cellules en *raquettes*.

Chez l'enfant, l'épithélium des canaux de Skene est cubique stratifié et rappelle celui du bassinet.

Quand il y avait un troisième canal, il différait peu par sa structure des précédents, sinon que les culs-de-sacs glandulaires étaient moins nombreux.

De nos jours Almasov[E.1] (1890) a refait une étude complète des canaux de Skene. Comme Schüller l'avait déjà remarqué, ils augmentent avec l'âge et prennent surtout un développement considérable lors de la grossesse. Leur calibre devient alors assez considérable pour permettre l'introduction des sondes n°s 2 à 7 de l'échelle de Bowmann, et leur profondeur peut aller jusqu'à 4 centimètres.

Almasov confirme leur terminaison par de véritables glandes en grappe. Il conclut à l'analogie de ces glandes avec les glandes péri-urétrales prostatiques.

Parmi les travaux plus récents encore sur les canaux de Skene, citons Klein et Groschuff[G.19] qui sont arrivés aux mêmes conclusions que Schüller et Almasov.

Pour nous résumer : il existe dans l'urètre ou au niveau du bourrelet péri-urétral deux petits orifices constants et nettement visibles entrevus par Robert et Luschka, décrits par Skene, et qui seraient pour Skene lui-même, mais surtout pour Schüller et Almasov, l'orifice de canaux excréteurs d'organes glandulaires (glandes prostatiques).

Mais tel n'est pas l'avis d'un certain nombre d'anatomistes qui assimilent les orifices précédemment décrits à la terminaison de canaux de Wolff persistants.

Ici intervient le débat, non encore définitivement clos, sur la terminaison de ces canaux.

Pensant qu'une mise au point de cette question

pourrait être intéressante pour l'explication des formations kystiques de la vulve, nous ferons une description aussi complète que possible des canaux de Gartner, de leur origine, de leur structure, de leur terminaison.

CHAPITRE IV

RESTES EMBRYONNAIRES DE LA VULVE

Canaux de Gartner.

Historique. — MALPIGHI [G.27] fut le premier à découvrir chez la Vache deux canaux partant de la paroi vésico-utérine, longeant l'utérus, puis le vagin, pour aller se terminer de chaque côté de l'urètre, en acquérant quelquefois un volume considérable. A la suite de Malpighi ces canaux furent signalés à nouveau par JACOBSON, par COSTE; mais ils ne furent complètement décrits que par l'anatomiste danois GARTNER [G.16] (1824), dont ils portent depuis le nom. Peu de temps après (1826), BLAINVILLE [G.3] les a, de son côté, bien étudiés en France. A la suite de ces auteurs, les recherches se sont multipliées, d'abord anatomiques, puis pathologiques.

KOBELT [G.21] (1847) contrôle les travaux précédents, trouve chez le Chevreuil les rudiments des canaux de Gartner et leur décrit deux couches adhérentes l'une à l'autre.

FOLLIN [G.12] (1850), dans sa thèse inaugurale, a consacré aux canaux de Gartner une longue description, basée sur des observations personnelles faites surtout sur des embryons de Vache et de Truie.

WILLIAM MITCHELL BANKS [G.2 bis] (1867) publie une intéressante monographie sur le corps de Wolff et ses vestiges chez l'adulte.

J. VEIT [M.35] (1867) fut le premier à émettre l'idée que certains kystes vaginaux pourraient bien provenir des restes embryonnaires du canal de Wolff.

ARLOING[G.2] (1868) trouve chez les Rongeurs les canaux de Gartner atrophiés en haut comme en bas et limités seulement à une certaine longueur du vagin dans lequel ils viennent s'ouvrir à leur extrémité inférieure.

VON PREUSCHEN[G.35] (1877), dans son beau travail sur l'étiologie des kystes du vagin, étudie un des premiers la structure histologique des canaux de Gartner : il les découvre chez le Chat et le Renard et constate, chez ce dernier, un épithélium cylindrique à cils vibratiles.

BEIGEL[G.4] (1878) trouve les restes des canaux de Wolff chez le fœtus humain de 4 mois, et KÖLLIKER[G.23] (1879), qui a vu ses préparations, confirme sa manière de voir.

COBLENZ[G.7] (1881) publie son mémoire sur la pathogénie des kystes génitaux de la femme dans lequel il accorde une grande importance aux canaux de Gartner.

L'existence de ceux-ci (1) s'affirme de plus en plus dans l'espèce humaine :

DOHRN[A.35], ayant examiné plus de 100 embryons du sexe féminin, a vu, quoique exceptionnellement, le canal de Gartner persister, surtout à droite, au delà du sixième mois de la grossesse.

KOCKS[F.3] (1882) assimile les deux petits orifices qu'il remarque de chaque côté du méat chez la femme adulte à la terminaison des canaux de Gartner, combattu par MAX SCHÜLLER (1882), qui pense que ces orifices sont des conduits glandulaires.

Enfin, en 1884, FISCHEL[M.6], chez la petite fille, RIEDER[G.37], chez la femme adulte, découvrent la persistance des canaux de Gartner.

---

(1) Bien que la dénomination de canaux de Gartner ne s'applique à proprement parler qu'aux restes wolffiens de la Vache et des Solipèdes, nous conserverons néanmoins cette dénomination aux restes humains de ce canal comme la plus fréquemment employée par les auteurs.

Désormais cette persistance chez la femme ne sera plus niée, tout au moins dans une certaine partie du parcours des canaux et, à la suite de Veit et de Coblenz, on attribuera aux restes embryonnaires une place importante dans la pathogénie soit des kystes du vagin, soit des kystes de la vulve.

Citons parmi ceux qui, plus tard, contribuèrent à l'étude anatomique et pathologique des canaux de Gartner :

1884 : Tourneux [G.45], Cadiat [A.34].

1885 : Debierre [G.8].

1886 : Bland Sutton [G.43], Döderlein [K.2].

1888 : Wilhelm Fischel [M.6].

1889 : Poupinel [G.33].

1892 : Wassiliev [G.49], Amann [G.1].

1893 : Alban Doran [G.10].

1894 : Nagel [A.45, 46, B.5, G.31, G.32], Kossmann [G.24, G.25], Aman Routh [G.39], Girard [G.17].

1895 : Klein [G.19].

1896 : Chalot [M.4], Zweigbaum [M.38], Skene [G.41, F.5].

I. — ANATOMIE

Canaux de Gartner chez les animaux. — En étudiant chez la Vache ou la Truie les canaux de Gartner, on peut constater qu'ils naissent dans le ligament large de la réunion de plusieurs canalicules en dents de peigne, du corps de Rosenmüller. Parcourant de dehors en dedans la base de la trompe, ils atteignent le corps de l'utérus qu'ils longent ou dont ils perforent la couche musculaire. Ils descendent ainsi dans le parenchyme même du col (Bland Sutton [G.43]) et se logent dans les parois vaginales dont ils suivent la portion antéro-latérale. On peut alors les trouver à la base de l'une des crêtes longitudinales qui hérissent la muqueuse vaginale de la Vache ou de la Truie, placés assez profondément au-dessous de la muqueuse, au milieu des fibres musculaires du constricteur vaginal (Follin G.12). Plus bas et plus près de leur sortie, les canaux de Gartner se placent entre le constricteur de l'urètre et le constricteur du vagin (Gartner G.16) et viennent enfin s'ouvrir soit dans le vagin (Bland Sutton G.43), soit, le plus souvent, de chaque côté du méat par un pertuis très ténu, visible à la loupe au sommet de petites papilles qui entourent celui-ci (Malpighi G.27, Gartner G.16, Follin G.12, B. Sutton G.43).

La terminaison des canaux de Gartner à la vulve chez les Solipèdes est donc hors de conteste : ils ont été injectés et suivis de leur orifice vulvaire à la région ovarienne ; le fait acquiert une certaine importance dans la discussion sur la terminaison de ces canaux chez l'Homme.

Les canaux de Gartner ont été cherchés chez d'autres animaux que les Solipèdes et retrouvés, quoique avec moins de constance, surtout pour ce qui touche leur partie inférieure, chez les Rongeurs (Arloing G.2), chez le Lapin (Langebacher G.26), chez le Chat et le Renard (von Preuschen G.34), chez le Chevreuil (Kobelt G.21), etc.

Canaux de Gartner chez l'Homme. — Chez l'Homme, les canaux de Gartner ont fait l'objet de vives polémiques : en effet, par leur essence même d'organes atrophiés, restes inutiles d'un stade de développement fœtal, ils sont très variables au point de vue de leur persistance et au point de vue de leur développement.

Chez l'*embryon humain* les canaux de Gartner persistent surtout dans les deux premiers tiers de la grossesse (KOBELT[G.21], DOHRN[A.35], BEIGEL[G.4]) mais on peut aussi les observer chez le nouveau-né et la *femme adulte*.

D'après BEIGEL, chez le fœtus humain âgé, les restes des canaux de Wolff se rencontreraient dans 1/5 des cas. Chez la femme adulte ils persisteraient, d'après RIEDER[G.37], chez une femme sur trois, jusqu'à l'âge le plus avancé, et DEBIERRE[G.8] les a vus 79 fois sur 100 femmes de tout âge.

Enfin les auteurs qui ont traité plus récemment de cette question, s'ils ne se mettent pas d'accord sur la terminaison des canaux de Gartner, tendent presque tous à admettre leur existence pour ainsi dire normale chez la femme dans leur *portion supérieure* (KLEIN[G.19], KOSSMANN[G.24], NAGEL[G.31], WASSILIEV[G.49], ZWEIGBAUM[M.38], etc.).

Chez le fœtus et la femme les canaux de Gartner peuvent se rencontrer soit sous forme de vestiges plus ou moins définis, soit, ce qui est infiniment plus rare, sous forme de conduits entièrement développés. Nous allons étudier ces deux variétés.

1° CANAUX DE GARTNER, VESTIGES RUDIMENTAIRES. — Le canal de Gartner a pu être rencontré, comme un cordon plein ou comme un canal épithélial à la base de l'ovaire, au niveau de l'organe de Rosenmüller (KLEIN[G.19]). Mais le plus souvent ses vestiges commencent à se voir dans le ligament large. Tous les auteurs s'accordent avec DOHRN[A.35] et RIEDER[G.37] pour dire que le canal de Gartner, plus persistant à droite qu'à gauche, aboutit à l'utérus environ au niveau de l'orifice interne. Là il se place dans les couches concentriques du muscle utérin et, se dirigeant de haut en bas et de dehors en dedans, il vient occuper plutôt le segment antérieur que le segment postérieur du col. Arrivé au niveau de l'insertion des culs-de-sacs vaginaux, le canal de Gartner abandonne l'utérus et s'engage dans la musculeuse du vagin, immédiatement entre celle-ci et la muqueuse, le long de la paroi vaginale antérieure (KOSSMANN). Plus bas, disent DOHRN et RIEDER, commencent les incertitudes. « Même chez les sujets favorables, les traces des canaux deviennent indistinctes et, près du méat urinaire, elles disparaissent complètement ». DOHRN et RIEDER croient devoir attribuer ce fait au développement considérable de la cloison urétro-vaginale.

Cependant, à l'encontre de BEIGEL et de DOHRN, se basant sur l'analogie de ce qui existe chez la Vache et la Truie, plusieurs auteurs font aboutir le canal de Gartner au niveau du vestibule, identifiant les deux orifices qui se voient de chaque côté du méat urinaire (canaux de Skene) avec la terminaison du canal de Gartner.

FREUND [G.14] (1878) dit qu'il existe normalement au-dessus de l'urètre un petit espace arrondi sur lequel se voit comme une cicatricule absolument plane : ce serait l'abouchement du canal de Wolff.

KOCKS [F.3] (1882) trouve deux petits orifices tout contre le bord inférieur de l'orifice urétral, suivis d'un canal d'une profondeur de 1/2 à 2 centimètres. Souvent ces orifices s'ouvrent au sommet de petites papilles qui, normalement, limitent à droite et à gauche l'orifice de l'urètre, ou bien ils sont situés dans le canal de l'urètre, de telle sorte que, pour les voir, il faut d'abord ouvrir celui-ci. Chez le nouveau-né, Kocks a trouvé les canaux plus étroits que chez l'adulte; c'est au moment de la puberté qu'ils paraissent augmenter de volume. Kocks pense que ce sont les canaux de Gartner et base son opinion sur leur terminaison qui a beaucoup d'analogie avec les canaux éjaculateurs qui se développent aux dépens des canaux de Wolff, sur la fréquence de l'absence de l'un des canaux et sur le fait que l'examen microscopique ne lui permît de déceler aucune glande dont ils seraient les canaux excréteurs. Il croit, du reste, qu'une glande ayant un canal excréteur d'un tel calibre devrait être de la grosseur d'une glande de Bartholin; or, on n'en trouve aucune trace dans le septum urétro-vaginal.

Debierre [G.8] (1885) est d'un avis identique. Il croit que les petits orifices qu'il a vus 79 fois sur 100 sur le rebord vaginal de l'orifice vaginal ne sont ni les orifices de sinus urétraux (Dohrn), ni ceux des conduits glandulaires (Martin et Léger, Max Shüller, Skene, etc.), mais bien les restes des conduits de Wolff. En effet, dit-il, « il n'y a pas de glandes en cet endroit », et les canaux sont tapissés par un épithélium stratifié du « type malpighien » ; en outre, il ne voit pas de raison pour que les canaux se termineraient autrement chez la femme que chez les animaux, d'autant plus qu'il a vu « chez une jeune fille de 14 ans et une femme de 27 ans, ces canaux fusionnés en un seul, s'ouvrant au sommet du tubercule médian inférieur du méat, disposition qu'on pourrait comparer aux canaux éjaculateurs s'ouvrant tous deux par un seul orifice dans le vagin mâle (utricule prostatique) ».

Wassiliev [G.49] (1883) croit que les glandes qui s'ouvrent de chaque côté de l'orifice urétral correspondent aux canaux de Wolff atrophiés.

Kossmann [G.24] (1894) reprend les idées de Debierre en disant que les restes wolffiens, homologues chez la femme des canaux éjaculateurs, peuvent subir une involution plus ou moins marquée, mais, en tout cas, doivent, de par l'*embryologie,* se terminer dans le sinus uro-génital, c'est-à-dire *aux environs* de l'urètre. Kossmann s'empresse, du reste, de dire que, quoi qu'en pense Nagel, il n'assimile pas à la terminaison des canaux de Gartner les fossettes décrites par Skene, Kocks, etc.

Plusieurs objections ont pu être faites à ces auteurs par ceux qui croient que les restes des canaux de Gartner ne vont pas au delà du segment supérieur du vagin.

Les descriptions de Kocks[F.3] et de Debierre[G.8] ne sont-elles pas en tout semblables à celles que Skene[F.5] et Max Schueller[F.7] firent des canaux urétraux ? On constate la même situation, le même développement au moment de la puberté, la même inégalité dans le nombre des orifices. L'épithélium des canaux que décrit Debierre est stratifié sur papilles ; or celui des vrais canaux de Gartner de la Vache, est constitué par une ou deux couches de cellules cylindriques basses et serrées les unes contre les autres (Max Schüller, v. p. 39).

Et pour clore le débat, Nagel[G.31], en terminant sa polémique avec Kossmann, « dit que personne ne nie l'existence des canaux péri-urétraux. Ce qu'on nie, c'est leur assimilation avec les canaux de Gartner, nom donné par la nomenclature anatomique courante aux restes des canaux wolffiens qui de l'épioophore vont vers l'utérus et n'en dépassent jamais le col ».

Pour notre part, malgré des opinions si péremptoires, nous croyons qu'on peut trouver tout une série de faits qui permettent de penser que les canaux de Gartner peuvent réellement se terminer, en cas de persistance, au niveau du vestibule de la vulve et même que cette terminaison est la règle lorsque le segment inférieur de ces canaux n'est pas, comme d'habitude, atrophié.

Ces faits sont de deux sortes : d'une part embryologiques et anatomiques, d'autre part cliniques.

De par l'*embryologie*, nous avons vu, que chez l'Homme, la plupart des auteurs admettent que le canal de Wolff vient isolément se terminer au haut du sinus uro-génital, futur vestibule, terminaison qui concorde avec ce que nous enseigne l'*anatomie comparée*.

De par la *clinique*, nous possédons plusieurs faits où des canaux, débouchant dans l'urètre, ou autour de celui-ci, allaient se continuer jusqu'au parovaire ; l'occlusion de leur orifice déterminant un kyste artificiel du vagin et du ligament large.

Nous allons relater ces observations dans le paragraphe suivant.

2° Canaux de Gartner complètement développés. — Les cas où les canaux de Wolff ont conservé leur complet développement sont rares. Nous allons citer ici ceux que nous avons pu recueillir.

Tourneux[G.45], admettant l'existence de ces cas, les range parmi les faits d'ordre tératologique. Or, ils présentent une telle constance, qu'on ne peut se défendre de penser à une disposition sinon normale, du moins aussi régulière que peuvent présenter des vestiges embryonnaires.

Le premier cas de persistance des canaux de Gartner a été observé en 1559 par Realdus Colombus [G.36] et souvent reproduit depuis. Il s'agissait d'une femme chez laquelle les deux canaux de Wolff avaient persisté en entier jusqu'à un âge avancé et où ils venaient s'ouvrir dans le canal de l'urètre.

Dans un autre cas, dû à Fürst G.15, le sujet présentait un utérus bicorne et un seul canal déférent situé dans la paroi externe de la corne droite et s'étendait jusqu'à l'extrémité inférieure d'une cloison vaginale incomplète, d'où il remontait pour aller s'ouvrir tout près de l'orifice utérin (Viault G.48).

De nos jours les observations ont été plus probantes et ont presque toutes trait à de problématiques écoulements urétro-vaginaux qui, en définitive, furent prouvés provenir d'orifices s'ouvrant dans l'entrée du vagin, le vestibule ou l'urètre.

Freund, en décrivant un cas de persistance d'un canal de Gartner dans sa portion vaginale, en place l'ouverture dans le canal de l'urètre à 1 centimètre derrière le méat.

Lawson Tait G.44 rapporte le cas d'une femme de 50 ans qui, depuis 30 ans, perdait continuellement du liquide par le vagin. Un examen attentif lui permit de constater que l'écoulement provenait non pas du vagin, mais de deux petits orifices situés de chaque côté de l'urètre. Lawson Tait cautérisa au thermocautère les deux orifices. L'écoulement s'arrêta; mais la rétention du liquide provoqua une tumeur du bassin; celle-ci ne disparut que quand la pression fut assez forte pour rompre les orifices obturés.

Aman Routh G.20 (1894) cite trois cas analogues de persistance des canaux de Gartner avec une ouverture antérieure donnant lieu à un écoulement et prévenant ainsi une distention de ces canaux. Aman Routh a trouvé que le canal de Gartner partait de la partie supérieure du ligament large, atteignait le col, en suivant le vagin un peu en dedans et en avant de la base du ligament large, arrivait tout près du vestibule et s'ouvrait, dans deux cas, un peu à droite de l'orifice et au-dessous de l'urètre, exactement comme Kocks l'a vu dans 80 pour 100 de ses cas, et non tout près de l'orifice urétral dans la situation des canaux de Skene.

Klein G.19 et Groschuff (1897) ont observé chez une petite fille de quatre ans et demi une persistance curieuse des canaux de Wolff : à droite ils allaient du parovaire au col ; à gauche, de l'utérus ils descendaient en décrivant un S, le long de la paroi antérieure du vagin et se terminait dans celui-ci au niveau de l'hymen. Klein et Groschuff ont pu suivre ces canaux dans toute leur longueur sur des coupes en série.

Mais le cas le plus complet de persistance des canaux de Gartner est dû à Skene G.41 (1896).

Il s'agissait d'une femme parfaitement bien portante d'ailleurs, et dont la seule maladie consistait en un écoulement incessant par l'urètre d'un liquide incolore, inodore, mais assez abondant pour la forcer à se garnir le jour comme la nuit.

A la suite d'un examen attentif, Skene s'assura que le liquide n'était pas de l'urine, que la miction se faisait bien, qu'il n'y avait pas d'abouchement anormal de l'un des uretères. Après de longues recherches, et en examinant un jour le canal urétral avec le cystoscope, il réussit à voir un jet de liquide, fin comme un cheveu, jaillir de la paroi supérieure d'un tout petit orifice. Le jet put être arrêté par la pression du cystoscope, mais se reproduisit aussitôt que la pression cessa. Skene essaya, sans succès, d'introduire une sonde.

Du reste il ne put retrouver l'orifice une seconde fois.

L'ouverture par où sortait le jet était située à l'endroit où le bord du vagin rejoint la paroi de l'urètre. Skene conclut que ce bord contenait un canal de Gartner persistant et était l'origine du jet.

Comme traitement, Skene passa un fil dans la paroi urétro-vaginale et serra en masse. L'écoulement par l'urètre cessa, mais toute la portion de la paroi supérieure du vagin se tuméfia dès le lendemain. Skene fit une incision juste derrière la ligature ; il sortit un liquide clair, albuminoïde, contenant quelques cellules épithéliales. Skene ne réussit pas à découvrir le canal lui-même, qui était très petit dans sa portion inférieure, mais assez large à sa partie supérieure, pour admettre une sonde de poche. Cette sonde put être passée jusque dans la région du parovaire.

Néanmoins l'écoulement, bien que diminué, ne tarit pas. Skene ne réussit à le faire cesser que par des injections irritantes (teinture d'iode et eau phéniquée).

C'est le cas le plus net de persistance complète et bien prouvée du canal de Gartner qui ait été décrit. Personnellement pour Sekne, il était d'autant plus intéressant qu'il confirmait son opinion, que les canaux de Gartner sont absolument différents des conduits des glandes urétrales, découverts par lui en 1883 et qui portent son nom, puisque, dans son cas, il y avait coexistence des uns et des autres (1).

Il résulte de ces quelques observations que les canaux de Gartner peuvent se terminer chez la femme au niveau du vestibule soit près de l'orifice vaginal (Klein) soit aux alentours ou dans le canal de l'urètre (A. Routh, Skene, etc.).

A ce propos citons l'opinion d'Alban Doran et de Bland Sutton pour lesquels les glandes de Max Schüller dépendraient réellement du canal de Gartner et seraient les homologues des vésicules séminales. Dans cette hypothèse, les canaux de Skene ne seraient que la portion terminale des canaux de Gartner. Cette manière de voir est en contradiction avec le cas que nous venons

---

(1) Chalot [M.4] a décrit un kyste vaginal, probablement wolffien, coexistant aussi avec des canaux de Skene normaux.

de relater, bien qu'il n'est pas improbable que les canaux de Gartner puissent s'ouvrir exceptionnellement dans un canal de Skene.

II. — STRUCTURE

La structure normale des canaux de Gartner est importante à connaître pour élucider l'origine des formations kystiques congénitales de la vulve. Disons cependant, dès l'abord, que cette structure et surtout celle de l'épithélium, n'implique pas une grande régularité ni à l'état pathologique, ni même à l'état normal. Comme dans tous les vestiges, sans fonction déterminée, la constitution de l'épithélium peut subir toutes les variations de transformation et d'évolution.

D'après la plupart des auteurs, les canaux de Gartner chez les animaux et chez l'Homme ne constituent pas un tube unique, mais présentent dans toute leur longueur de petits *canaux collatéraux*.

Gartner [G.16], Follin [G.12], les décrivent chez la Vache; Bland Sutton [G.43] les a vu chez la Génisse, où ils forment de longs diverticules, quelquefois isolés du canal principal. Wilhelm Fischel [M.6], dans un cas de persistance des canaux de Gartner chez la Femme, a trouvé qu'ils poussaient de *nombreux prolongements* dans la paroi vaginale.

Le *calibre* des canaux de Gartner n'est jamais uniforme. Chez la Vache et la Truie il y a des alternatives de dilatations et de rétrécissements. Gartner signale une véritable ampoule non loin de l'ouverture des canaux chez la Vache, ampoule que von Preuschen[G.34] a retrouvé chez le Renard et située à 1 centimètre de la terminaison. Chez l'Homme, Rieder[G.37] dit que le canal de Gartner se présente tantôt sous la forme d'un cordon épithélial entouré d'une couche musculaire (1/5 des cas) ou bien sous la forme d'un simple cordon musculaire (1/6 des cas).

Structure du canal de Wolff chez l'embryon. — Chez l'embryon, le canal de Wolff, origine du canal de Gartner, se présente sous la forme d'un canal épithélial, très rapproché du canal de Müller dont il possède le revêtement musculaire primitif, il est tapissé par un épithélium stratifié sur deux ou trois couches de hautes cellules cubiques sans membrane basale. Tourneux[A.29] signale tout le long du canal de Wolff, surtout quand celui-ci est en voie de régression (fœtus âgé de 4 mois), une traînée de granulations jaunâtres, de nature indéterminée.

Les autres auteurs qui parlent des canaux de Wolff (Nagel[A.15], Robin et Cadiat[E.9], J.-A. Amann[G.1]) donnent une description de l'épithélium wolffien analogue à celle de Tourneux. Jamais ni Tourneux[A.29], ni les précédents auteurs n'ont signalé, chez le fœtus et l'enfant au moment de la naissance, de *cils vibratiles,* soit au niveau des canaux de Wolff (futurs canaux de Gartner), soit au niveau des canaux de Müller (futur vagin et utérus). Ce fait remarquable, cité déjà par Guyon[G.18], de Sinéty, Moricke, prouve une fois de plus que la présence ou l'absence de cils vibratiles ne peut pas constituer un caractère fixe.

Structure du canal de Gartner chez l'adulte. — La structure des canaux de Gartner se rapproche sensiblement de celle des canaux de Wolff. Chez la Vache et la Truie, le canal de Gartner est tapissé par un épithélium cylindrique bas, composé d'une ou deux couches, rarement plus, de cellules cylindriques étroitement serrées les unes contre les autres (MAX SCHÜLLER[F.7]). Chez le Renard cet épithélium *est nettement cilié* (VON PREUSCHEN[G.34]). (Notons, en passant, que cet auteur a décrit aussi un épithélium cilié dans le fond des glandes qu'il a signalé dans les parois du vagin). Chez la femme le canal de Gartner est tapissé par des cellules cylindriques de hauteur moyenne (16 μ), quelquefois disposées sur une seule couche, le plus souvent sur deux couches entremêlées.

L'épithélium est entouré d'une couche conjonctive, vasculaire, puis, plus en dehors d'une couche musculaire. Cette dernière se compose de faisceaux de fibres musculaires lisses disposés eux-mêmes sur trois couches : une intermédiaire, circulaire, et deux autres longitudinales (RIEDER[G.37]).

On n'observe pas de papilles au niveau du chorion muqueux des canaux de Gartner, dont la structure, comme on le voit, ressemble de très près à celle des canaux déférents.

Notons que, souvent, la lumière des canaux de Gartner n'est pas libre ; on la voit obstruée par différents restes de désagrégation, qui peuvent former de véritables bouchons épithéliaux, origines de ces kystes par rétention dont COBLENZ[G.7] a si bien tracé la pathogénie.

Canaux de Müller.

Les canaux de Müller, concourant chez la femme à la formation des conduits génitaux, ne peuvent donner lieu à des restes embryonnaires que dans les cas tératologiques, où il existe, par exemple, une absence de ces conduits (atrésie vaginale, utérine, tubaire) ou dans les cas de développement anormal dans le sens féminin et masculin des canaux de Wolff et de Müller (hermaphrodisme). Cependant, même chez les femmes possédant des organes génitaux normaux, les deux canaux de Müller ont pu ne pas se souder ; un seul a contribué à la formation de l'utérus et du vagin, le second est resté sous forme de canal atrophié, ayant par rapport à ces derniers une disposition légèrement spiralée.

On a pu ainsi rencontrer des trompes complémentaires, soit au niveau du ligament large, soit plus bas, sous forme d'un canal parallèle à celui de Müller (J.-A. Amann [G.1]).

Freund [G.11] fut le premier à signaler les kystes d'origine mullérienne ; plusieurs ont été publiés depuis ; un des plus intéressants est celui que rapporte Aman Routh [G.39], où il s'agit d'un kyste parallèle au vagin, qui, ouvert, permit de constater à son sommet un second utérus. On avait évidemment affaire à un second vagin imperforé.

Il est évident que les restes d'un conduit de Müller non fusionné avec son congénère peuvent exister à l'entrée du vagin et donner lieu, au niveau du vestibule, à des formations kystiques. Mais ces restes, à notre connaissance, n'ont jamais été signalés en cet endroit.

Conclusions.

De l'étude anatomique des glandes et des restes embryonnaires qui peuvent donner lieu à la formation de kystes vulvaires nous retiendrons :

1° Il existe au niveau de la vulve de nombreuses glandes qu'on peut diviser en glandes sébacées et en glandes muqueuses.

Les *glandes sébacées* se rencontrent sur les deux faces des grandes, des petites lèvres et en moindre quantité au niveau du vestibule.

Les *glandes muqueuses* sont de deux sortes : ou bien glandes mucipares ordinaires (la plus importante est la glande de Bartholin), ou bien glandes dites prostatiques qui siègent aux alentours de l'urètre (glandes de Max Schüller). Les *canaux de Skene* paraissent être les canaux excréteurs de ces glandes.

A côté des glandes proprement dites on peut trouver soit au niveau du vestibule, soit au niveau de l'urètre, soit au niveau du vestibule, des *invaginations simples* de la muqueuse (sinus de Morgagni, de Luschka).

2° Les *canaux de Gartner* existent chez un très grand nombre d'animaux et chez la femme. Ces canaux, tapissés d'un épithélium cubique à deux couches, avec ou sans cils, vont du parovaire jusqu'au vestibule. Le plus souvent ils s'atrophient avant d'atteindre celui-ci.

Quand, chez la femme, l'un de ces canaux arrive à la vulve (ce qui est rare en général et plus fréquent pour le canal droit) il peut s'ouvrir ou bien sur la surface du vestibule ou bien à l'intérieur de l'urètre, comme le prouvent des faits tirés de l'anatomie et de la clinique.

Les canaux de Gartner et les canaux de Skene peuvent coexister, ce qui paraît démontrer que ce sont deux formations différentes.

3° En théorie, il pourrait exister *anormalement* au niveau de la vulve des restes d'un *canal de Müller,* lorsque les deux canaux de ce nom n'ont pas participé à la formation de l'utérus et du vagin. Le fait n'a jamais été signalé.

DEUXIÈME PARTIE

PATHOLOGIE

La plupart des formations glandulaires et des restes embryonnaires que nous avons passés en revue dans notre étude anatomique peuvent donner lieu à des formations kystiques. Nous nous attacherons surtout, dans notre étude, à décrire les kystes relativement rares des grandes et des petites lèvres, de l'hymen, du vestibule, de l'urètre et surtout ceux qui nous ont paru réunir les caractères de kystes congénitaux.

Nous rassemblons ces derniers sous le nom de *kystes à épithélium ciliés de la vulve*, laissant de côté les kystes bien connus de la glande vulvo-vaginale.

Nous n'entrerons pas non plus dans la discussion des différentes classifications des kystes vulvaires ; elles sont basées soit sur leur pathogénie, soit sur la nature de leur contenu.

D'une manière générale, on pourra rencontrer :

1° D'après leur contenu, des kystes A) séreux ;
B) sébacés ;
C) hématiques.

2° D'après leur pathogénie, des kystes A) traumatiques ;
B) par rétention ;
C) congénitaux ;
D) parasitaires (1).

---

(1) Parmi cette dernière variété nous n'avons pu relever qu'un cas, celui de Falini[H.11] ; où il s'agit d'un kyste hydatique de la grande lèvre.

CHAPITRE PREMIER

KYSTES DES GRANDES LÈVRES

Historique. — Les kystes des grandes lèvres furent mentionnés par Aetius [H.1] qui donne, d'après les récits de la sage-femme Aspasie, une description des tumeurs liquides de cette région. A. Paré rapporté par Malgaigne en cite un cas. Potier (1670) dit que Th. Bonnet a observé « deux tumeurs du volume d'un œuf, situées au col externe de la matrice, qui s'étaient formées de longue main et sans aucune incommodité... ; elles laissèrent écouler une matière grossière, gluante, entièrement semblable à du jaune d'œuf... » Gonteyron (1781), chirurgien de Bordeaux, extirpa chez une femme de 25 ans une tumeur énorme de la grande lèvre droite, à contenu sébacé. Boyer (1831) rapporte des cas de tumeurs labiales probablement vulvo-vaginales. Regnoli [H.29], le premier, divise les kystes d'après leur étiologie. Boys de Loury [H.6], Vidal de Cassis [H.32], insistent surtout sur les kystes provenant d'une bourse séreuse accidentelle ou « professionnelle ». Mauriceau, Baer et Audibert (1812), Deneux, Vidal de Cassis, Nélaton décrivent surtout des tumeurs sanguines de la vulve.

Boys de Loury [H.6] (1840) cite plusieurs cas de kystes labiaux et mentionne les kystes dermoïdes.

Mais c'est Huguier [H.20] qui fournit une étude anatomique complète de la glande vulvo-vaginale et qui, dans son beau mémoire, en indique la plupart des altérations pathologiques, notamment les kystes.

A la suite de Huguier, la plupart ne font que lui emprunter leurs descriptions.

De nos jours un assez grand nombre d'auteurs sont venus apporter un élément précieux qui manquait chez leurs devanciers : l'examen histologique. Klebs [H.23], Th. Anger [H.2], Villar [H.31], Koppe [H.24], Gottschalk [H.18], Kessler [H.22], etc., étudient la structure des cas qu'il leur fut donné d'observer.

La plupart des cas anciens se trouvent bien résumés dans la thèse de Sage, auquel nous empruntons une partie de cet historique.

Enfin, pour ce qui touche plus particulièrement à l'objet de cette étude, Lagrange [H.26] fut le premier à citer un kyste de la grande lèvre, d'origine congénitale.

Nous serons très brefs sur les formations kystiques des grandes lèvres en général. Ces kystes, en effet, ont été fort bien étudiés par Rabère [H.28], puis par Sage [H.30] dans une thèse récente, et, pour les kystes de la glande vulvo-vaginale, par Huguier [H.20], dans son admirable mémoire. Nous n'avons rien à ajouter à ce que firent ces auteurs.

Nous nous bornerons donc à tracer les lignes générales, en insistant quelque peu sur la réalité des kystes dermoïdes de cette région.

Les kystes des grandes lèvres peuvent être, d'après leur siège, divisés en supérieurs et en inférieurs : les supérieurs tirant leur orifice des organes qui émanent du canal inguinal ; les inférieurs se forment aux dépens de glandes ou sont de nature conjonctive. Cette division, qui est celle de Morpain [B.4], bien que très artificielle, délimite cependant avec une certaine netteté les deux classes étiologiques des kystes des grandes lèvres.

1° Les *kystes supérieurs* ont pour origine : le canal de Nück, une hernie déshabitée, un hématome transformé, une accumulation de liquide dans le sac dartroïde, dans la cavité du ligament rond.

La distinction entre chacune de ces variétés est assez difficile, surtout si on se base sur les cas anciens où l'examen microscopique n'a pas été pratiqué.

Les kystes du *canal de Nück,* admis par Morgagni, Scarpa, décrits par Brochon (1852), par Regnoli [H.29] (1834), Paletta, discutés par Rabere [H.28] (1883), furent de nouveau admis par certains auteurs récents.

Les *kystes herniaires* (kystes sacculaires) furent bien mis en lumière par Duplay [H.13] et Berger [H.5].

Les *kystes du sac dartroïde* ou d'une bourse séreuse accidentelle ou « professionnelle » (Vidal de Cassis, Morpain, Brochon, Ancelon de Dieuze) sont loin d'être démontrés. En effet, comme le dit fort bien Richet [B.6], le sac dartroïde de Broca n'est pas à proprement parler un sac, et on ne peut en aucun cas l'assimiler au dartos masculin. Quant à la « bourse séreuse » elle n'est plus guère admise.

Somme toute, la nature de ces kystes, faute d'examen microscopique, est des plus problématiques et ces cas peuvent être ou bien des kystes lymphatiques analogues à ceux que décrivirent Winckel, Fischel, Klebs, Thalinger, Michaux dans les parois du vagin, ou bien des kystes du ligament rond, dont l'existence, à la suite des observations de Paletta, Regnoli et surtout de Koppe et de Gottschalk, a été entièrement démontrée.

Kystes du ligament rond. — Il existe en effet, à côté des kystes de la glande de Bartholin, une espèce de kystes qui se développent dans la partie antérieure de la grande lèvre. Ils se distinguent de ceux de la glande de Bartholin par l'absence de toute douleur et de toute réaction. Ils peuvent être tolérés pendant des années et même des dizaines d'années (Koppe[H.24]), ils sont tantôt simples, tantôt symétriques des deux côtés; leur contenu est clair, parfois trouble, muqueux, rarement foncé ou coloré en chocolat.

Gottschalk[H.18], cependant, a noté un cas dont le contenu était franchement sanguin et contenait des cristaux d'hématoïdine. La structure de ces kystes est des plus simples : c'est une cavité à parois conjonctives, dépourvues d'épithélium, mais entourées de quelques fibres musculaires lisses.

Koppe et Gottschalk placent dans le *ligament rond* l'origine de ces kystes. Koppe[H.24], notamment, affirme qu'on ne peut mettre en cause les canaux de Gartner qui donnent plutôt naissance à des kystes « vestibulo-vaginaux qu'à des kystes labiaux, étant donnée leur situation nettement para-urétrale ». Or, le ligament rond est pourvu, d'après lui, d'une véritable « cavité préformée », qui constitue une bonne condition pour le développement des kystes. A l'appui de cette hypothèse on peut invoquer la symétrie assez fréquente de ces kystes et rappeler que, d'après Weber (en contradiction avec Kölliker), le ligament rond forme primitivement chez l'embryon un cordon creux qui s'oblitère plus tard.

2° Les *kystes inférieurs* sont, pour la plupart, des kystes par rétention. La glande de Bartholin (Huguier), son canal excréteur (Huguier[H.20], Duncan[H.12]) ou un canal aberrant sont le plus fréquemment l'origine des kystes muqueux de cette partie de la grande lèvre.

Les glandes sébacées fournissent des kystes à contenu gras ; ils sont tantôt superficiels, tantôt profonds. Les superficiels, décrits par WINCKEL[H.8] et par BÆRENSPRUNG[H.4] siègent sous la peau, sous forme de petites lentilles jaunes et plates, rappelant les comédons. Les profonds (Huguier) constituent ce que KLEBS[H.23], dans son *Manuel*, appelle kystes dermoïdes : leur contenu est blanchâtre, demi-liquide, composé de graisse et de cellules désagrégées, leur paroi est rugueuse et leur cicatrisation se fait assez lentement après leur extirpation.

3° *Kystes congénitaux.* — A part les kystes du canal de Nück, et ceux du ligament rond, dont nous avons donné un aperçu succinct et qui sortent du cadre des kystes vulvaires à proprement parler, existe-t-il des kystes embryonnaires dans la profondeur des grandes lèvres ?

Les kystes embryonnaires vulvaires peuvent être de deux sortes : ou bien ce sont de vrais *kystes dermoïdes*, provenant d'inclusions fœtales, à opposer aux kystes sébacés ordinaires, dont il vient d'être question, ou bien des kystes muqueux, développés aux dépens des canaux de Wolff-Gartner.

Les KYSTES DERMOIDES peuvent exister au niveau de la grande lèvre, comme à toute autre partie du corps. POZZI en admet l'existence ; cependant, le Pr LANNELONGUE[H.25], dans son *Traité des kystes congénitaux*, n'en fait aucune mention.

Il existe plusieurs cas décrits sous le nom de kystes dermoïdes des grandes lèvres. Or, nous croyons qu'une certaine confusion a été faite au sujet de leur classification et que, souvent, on a attribué à de simples kystes sébacés la valeur de kystes dermoïdes. Toutefois, les *grands* kystes à contenu sébacé, *profondément* situés dans l'épaisseur des grandes lèvres, développés très lentement et sans aucune réaction, tel que celui de Villar[H.31] (voir obs. VII, p. 72), peuvent prêter à discussion, même lorsqu'ils ne fournissent pas tous les caractères requis à un véritable kyste dermoïde. Ceci se trouve encore confirmé par la rareté des *grands* kystes sébacés des grandes lèvres, rareté déjà constatée par Huguier.

Boys de Loury[H.6] en parlant des kystes graisseux de la vulve est assez explicite en faveur de la réalité des kystes dermoïdes de cette région. « D'autres kystes (que les kystes muqueux), dit-il, renferment une matière graisseuse ; ce sont des mélicères, des stéatomes, qui se sont développés à la face interne des grandes lèvres ou à l'intérieur du vagin... Il y a de ces kystes que l'on peut appeler fibreux... On y rencontre des plaques osseuses et gypseuses. On voit aussi une partie de ces tumeurs formées de substance transparente et gélatiniforme. Ainsi que dans les kystes de l'ovaire, on y rencontre, mais rarement, des *dents et des poils.* »

Klebs[H.23] dans son énumération des kystes vulvaires parle aussi de kystes ayant dans leurs parois les éléments de la peau, des papilles, des glandes sébacées et quelquefois pouvant contenir des cheveux et des dents. Ni l'un ni l'autre de ces auteurs ne cite de cas à l'appui de leur dire.

Dans les recherches bibliographiques que ce travail a nécessitées, nous avons revu la plupart des cas anciens et modernes des kystes des grandes lèvres ; aucune, si ce n'est, *peut-être,* le cas de Villar[H.31], ne nous a paru présenter les caractères authentiques d'un kyste dermoïde véritable.

Les KYSTES MUQUEUX développés aux dépens des canaux de Wolff-Gartner ne peuvent *théoriquement* pas exister au niveau de la grande lèvre, puisque ces canaux, même au cas où ils pourraient persister dans leur segment inférieur, viendraient se terminer loin de la grande lèvre.

Néanmoins, nous verrons plus loin qu'il existe deux cas, celui de LAGRANGE et celui de MERTZ, ayant la plupart des caractères des kystes wolffiens. Nous pensons que ces kystes ne se sont pas primitivement développés dans la grande lèvre, mais qu'ils n'ont fait que s'étendre de la profondeur jusqu'à elles.

OBSERVATIONS

Nous rapportons ci-après quelques observations de kystes des grandes lèvres, que nous avons choisies parmi beaucoup d'autres, comme étant les plus intéressantes soit par leur valeur historique, soit par leur nature, prêtant à discussion.

OBSERVATION I

TH. ANGER. — *Tumeur spongieuse enkystée de l'aine avec grand kyste de la grande lèvre.*

(*Bull. Soc. chirurgie*, 1878, p. 481.)

Femme de 46 ans. Remarque depuis deux ans que la grande lèvre du côté droit grossissait peu à peu et lui faisait éprouver des douleurs de plus en plus vives. La malade fait remonter sa maladie à une quinzaine d'années, époque à laquelle elle reçut un traumatisme dans l'aine. A la suite de ce traumatisme il s'était formé un petit noyau induré dans la région inguinale droite; c'est ce petit noyau, au dire de la malade, qui aurait grossi et déterminé la tumeur actuelle.

A l'examen on constate que la grande lèvre du côté droit est distendue par une tumeur piriforme, résistante, transparente et franchement fluctuante. La peau qui la recouvre est saine, mais fortement distendue au point de laisser voir par transparence la teinte verdâtre du liquide contenu. La tumeur occupe non seulement l'étendue de la grande lèvre, mais remonte supérieurement jusqu'à l'anneau inguinal externe ; elle est divisée en deux parties : l'une inférieure, de la grosseur du poing (labiale), l'autre supérieure, plus résistante, manifestement adhérente à l'épine du pubis. Ces deux parties sont séparées par un étranglement, insuffisant pour laisser soupçonner l'indépendance de ces deux parties.

M. Th. Anger pensa d'abord à une hydrocèle enkystée dans un ancien sac herniaire, mais, à la suite de plusieurs ponctions restées infructueuses, il modifia son diagnostic et ne put décider qu'à la suite de l'examen anatomique.

La tumeur fut extirpée en entier. Pendant l'opération, on put constater qu'il n'y avait aucun prolongement dans le canal inguinal. Le seul point adhérent se trouvait au niveau du pilier interne de l'orifice inguinal à son insertion au pubis.

Examen anatomique. — Double tumeur étranglée par le milieu. La portion inférieure, labiale, du volume d'une poire, contient un liquide citrin, clair, non filant, analogue à celui de l'hydrocèle ; les parois sont rougeâtres, lisses. La portion supérieure, inguinale, présente l'aspect d'une véritable éponge, dont la trame est formée de tissu fibreux ; chacune des petites alvéoles du kyste paraît communiquer, puisque, à la section médiane, toutes les poches se vident en même temps. Ajoutons que de la tumeur inférieure (labiale) partait un petit diverticule en cul-de-sac parallèle à la tumeur inguinale.

Examen microscopique. — La tumeur labiale est « formée extérieurement d'une couche épaisse de tissu fibreux et intérieurement tapissée d'une couche de cellules pavimenteuses ». La tumeur inguinale présente une trame de nature fibreuse ; çà et là, entre les faisceaux on observe des amas de cellules polyédriques à gros noyaux. « Qu'ils soient minces ou épais, les faisceaux sont toujours et constamment revêtus d'*une seule couche d'épithélium pavimenteux, polyédrique et à gros noyau* ».

M. Anger croit à un kyste développé dans un ganglion lymphatique.

OBSERVATION II

Deekens. — *Fatty tumor of the labium.*

(*Med. and Surgical Reporter*, 1890, p. 313.)

Femme de 61 ans. Pendant 17 ans la malade voit se développer peu à peu une tumeur au milieu de la grande lèvre droite. Au moment de l'opération, elle avait atteint le volume d'un citron et la malade est forcée de la soutenir avec un bandage. Comme elle s'ulcère, suppure et que la malade est très anémiée, on en fait l'ablation en totalité.

Le contenu est *absolument graisseux*. Pas d'examen histologique.

OBSERVATION III

Cas de Gonteyron, chirurgien de l'hôpital Saint-André de Bordeaux, rapporté par Huguier.

(*Mémoires de l'Ac. nat. de médecine*. T. XV, 1850).

« La nommée Anne Lamarque, âgée de 25 ans, entra le 11 mars 1781 à l'hôpital Saint-André de Bordeaux, pour se faire traiter d'une tumeur énorme située à la partie latérale externe de la grande lèvre droite des parties de la génération.

L'inspection seule de la tumeur était effrayante ; elle descendait jusqu'aux deux tiers de la cuisse ; la peau qui la recouvrait avait souffert une si grande distension qu'elle s'était déchirée en plusieurs endroits, ce qui formait autant d'ulcères sordides d'où découlait un pus de mauvaise qualité et d'une odeur insupportable. La tumeur faisait saillie dans le vagin et le rectum, ce qu'on apercevait fort bien en introduisant un ou deux doigts dans ces parties.

Il fut décidé, après un mûr examen, plutôt que de laisser cette femme dans son malheureux état, de faire l'extirpation de ladite tumeur. La malade fut purgée la veille de son opération, et, le 16 du même mois, la tumeur fut extirpée par M. Gonteyron, chirurgien-major dudit hôpital. Il trouva plusieurs kystes de différente épaisseur; il en laissa même une portion considérable dans le fond de la tumeur qui n'aurait pu être enlevée sans anticiper sur le vagin et le rectum, auxquels elle était extrêmement adhérente; il se contenta de la scarifier et de l'abandonner aux soins de la nature.

Le surlendemain de l'opération, la malade fut pansée avec le digestif composé ordinaire, qui est le suppuratif, le baume d'Arceus, l'huile d'hypericum, l'essence de térébenthine et quelques cuillerées d'eau-de-vie.

La suppuration s'établit au mieux, l'exfoliation du kyste ne tarda pas à se faire, et la malade fut radicalement guérie sept semaines après son opération; elle jouit même actuellement de la santé la plus parfaite.

La tumeur extirpée pesait quatre livres. Nous l'incisâmes dans toute sa longueur; la substance nous parut égale à celle des loupes ordinaires. Je finirai par faire observer que cette femme portait cette tumeur depuis près de six ans; que pendant ce temps-là, elle a eu deux enfants dont elle s'est fort heureusement délivrée, et que ce ne fut que les douleurs qu'elle ressentait de l'ulcération de sa tumeur qui la déterminèrent à venir à l'hôpital. »

OBSERVATION IV

Huguier. — *Kyste stéatomateux ou sébacé de la vulve.*

(*Mémoires de l'Acad. nat. de médecine*, t. XV, 1850, p. 582).

La femme sur laquelle j'ai observé cette maladie offrait trois tumeurs situées l'une sur le bord libre de la grande lèvre, les deux autres dans le fond du pli qui sépare la grande de la petite lèvre droite : elles avaient le volume et la forme d'une petite noisette ; elles étaient fermes, résistantes, bien circonscrites et avaient une couleur d'un blanc mat ; il n'y avait aucune inflammation ni douleur dans les parties environnantes ; à côté d'elles et sur divers points de la vulve étaient d'autres tumeurs qui n'en différaient que par leur volume moins considérable ; à côté de celles-ci, on en voyait de plus petites encore qui n'étaient évidemment que des follicules distendus, de sorte que chez cette malade, on pouvait parfaitement suivre la ligne de gradation qui unissait le follicule sain à celui qui était converti en un kyste sébacé.

OBSERVATION V

Cas de Lagrange.

(Voir aux observations de kystes ciliés de la vulve, page 131).

OBSERVATION VI

Cas de Mertz.

(Voir aux observations de kystes ciliés de la vulve, page 135).

OBSERVATION VII

Villar. — *Kyste dermoïde de la grande lèvre gauche.*

(In *Thèse* de Sage. Bordeaux, 1894-95.)

Il s'agissait d'une jeune femme de 26 ans, ayant subi sans encombres trois accouchements, chez laquelle il s'est développé peu à peu, depuis l'âge de 15 ans, une tumeur au niveau de la grande lèvre gauche. Cette tumeur a le volume de deux poings, elle pend entre les cuisses à la manière d'un testicule, gêne considérablement la marche, sinon le coït. M. Villar en a pratiqué l'extirpation et la malade a guéri. Le pédicule de la tumeur s'enfonçait assez loin vers la branche ischio-pubienne; elle était très adhérente au clitoris.

Examen microscopique. — Couche de cellules épithéliales stratifiées, assise sur du tissu fibreux dense. « Lorsqu'on examine à un plus fort grossissement la couche épithéliale qui revêt la cavité on voit que sa face profonde, *à peine ondulée,* est constituée par une rangée extrêmement régulière de cellules cylindriques à gros noyau, bien coloré, sans membrane basale bien apparente. Au-dessus on observe plusieurs couches d'éléments cellulaires successivement ronds et polyédriques et devenant même entièrement logangiques au niveau de la région tournée du côté de la cavité kystique. Nulle part ces cellules n'ont subi la dégénérescence cornée. Elles possèdent toutes un noyau bien apparent. »

Au-dessous de cette couche, épaisse d'environ 150 μ, on aperçoit une zone fibreuse assez lâche, dont les éléments sont dissociés par d'abondantes cellules rondes à gros noyau. Ce tissu devient de plus en plus dense et contient une grande quantité de petits vaisseaux.

Contenu. — Au microscope, on constate de nombreux cristaux de cholestérine, des cellules endothéliales et des corpuscules graisseux.

Composition chimique. —	Cholestérine. . . .	9gr60.
	Albuminoïdes. . . .	42 20.
	Chlorures.	2 90.
	Carbonates et phosph.	0 20.

CHAPITRE II

KYSTES DES PETITES LÈVRES

Les kystes des petites lèvres sont bien moins fréquents que ceux des grandes lèvres, aussi ont-ils été relativement peu étudiés.

Historique. — Les petits kystes par rétention des nymphes, soit sébacés, soit muqueux, furent déjà mentionnés par Boys de Loury [H.6] (1840) et par Huguier [H.20] (1850) qui décrit un kyste de la nymphe droite sous la rubrique de kyste vaginal. Il avait une paroi conjonctive épaisse, était superficiel et tapissé par un épithélium simple, aplati.

Bærensrpung [H.4] dit avoir constaté sur la peau interne des petites lèvres et de la fourchette des petits kystes graisseux semblables à des comédons variant du volume d'un pois à celui d'une noisette.

Klob (1864), dans son *Traité de Gynécologie,* affirme l'existence de ces kystes dont le contenu peut être muqueux ou colloïde, jaune, foncé, même noir, mais il dit que leur nature est des plus problématiques. Il pense avec Bush à la possibilité de thrombus lymphatiques ou à l'occlusion de conduits excréteurs de glandes sébacées.

C'est probablement un kyste par rétention de l'une de ces glandes que décrivent Pana [I.17] (1858) et Kirmisson [I.10] (1874). Mais c'est Werth [I.22] (1878) qui fut le premier à publier un cas des plus intéressants de kyste muqueux des nymphes avec un examen histologique complet. A la suite de ces auteurs nous avons pu relever encore les cas de :

WILTSHIRE[I.23], MULLER[I.15], LERAT[I.12] (1881).

SMITH[I.19], KÜMMEL[I.11] (1888).

SOUTOUGINE[I.20], RIEDINGER[I.18], KLEINWÆCHTER[I.9] (1889).

TAYLOR[I.21], BAGOT[I.1], BRANDT[I.5], BRANDT et FISCHER[I.7] (1891).

MONNIER[I.13] (1892).

DOBBERT[I.6] (1896).

JACOBSON[I.8] (1897).

L'année dernière enfin M. DE MAYALDAES[I.14] (Rio-de-Janeiro) communiquait à l'Académie un nouveau cas.

En tout 21 cas (1) bien observés, sur lesquels l'examen histologique a été pratiqué 11 fois.

Origine. — La plupart des kystes tirent leur origine des glandes sébacées (PANA[I.17], BAGOT[I.1], BRANDT[I.5], BRANDT et FISCHER[I.7], TAYLOR[I.21]) ; leur pathogénie ne saurait être discutée. D'autres, les kystes muqueux, proviennent soit du tissu conjonctif (JACOBSON[I.8], MONNIER[I.13]) soit des glandes muqueuses. (Voir discussion, p. 82).

Siège. — Les kystes des petites lèvres siègent plutôt à la surface interne, ce qui s'explique par l'abondance plus grande des glandes sur cette partie. Ils occupent aussi plus souvent le segment supérieur, quelquefois même ils siègent à la fourchette et peuvent être ainsi à cheval sur les deux lèvres. Cela a été surtout le cas pour les tumeurs sébacées (Bagot, Taylor).

---

(1) Nous n'avons pas pu nous procurer le cas anonyme publié à Milan (Ateneo, 1846, p. 41) intitulé : Caso di un grosso cistico della ninfa sinistra che si prolungava lungo il corso della vagina.

Volume. — Le volume des kystes labiaux est assez variable depuis la grosseur d'un pois (Boys de Loury[H.6], Bærensprung[I.2]) à celle d'une orange (de Mayaldhaes[I.14]).

Signes. — La tumeur, à son complet développement, ou bien envahit la base de la petite lèvre empiétant sur la grande, ou bien pend à l'extrémité des nymphes qui lui servent de pédicule. La tumeur apparaît alors hors de la fente vulvaire et peut gêner considérablement la miction et le coït. Le plus souvent, elle est indolore et les malade ne viennent consulter le médecin que pour le désagrément de porter une tumeur aux organes génitaux.

Marche. Évolution. — Les kystes des petites lèvres se développent très lentement : ils mettent des mois et des années pour atteindre un volume gênant. Elles s'ulcèrent et suppurent rarement. Dans aucun cas, il ne fut noté de complication.

D'une manière générale, la grossesse paraît jouer un certain rôle dans la naissance des kystes : dans plusieurs observations, on a noté que la tumeur a débuté immédiatement après un accouchement ou pendant une grossesse. Le fait s'expliquerait par l'activité physiologique plus grande des glandes pendant la gestation.

Dans tous les cas notés, la guérison est survenue à la suite d'une intervention ; spontanément elle ne s'est jamais produite.

Anatomie pathologique. — Il faut distinguer les kystes des petites lèvres en deux classes distinctes : kystes sébacés, kystes muqueux.

1° *Kystes sébacés.* — Les kystes sébacés, le plus souvent assez petits, ont une coque conjonctive, tapissée de plusieurs rangées de cellules, dont les basales sont cylindriques avec un protoplasma coloré, et les autres polyédriques, réfringeantes, chargées de matière grasse.

Les kystes sébacés sont uniloculaires et caractérisés par leur contenu grumeleux, caséeux, blanchâtre, jaunâtre ou ressemblant, suivant certains auteurs, à du mastic (PANA[I.17]).

2° *Kystes muqueux.* — Ici la structure est beaucoup plus complexe. Elle varie avec la nature du kyste.

La paroi, toujours conjonctive, fait corps ou s'isole assez facilement du stroma labial. Elle contient parfois des fibres musculaires lisses. L'intérieur du kyste est tantôt absolument dépourvu d'épithélium, le liquide est alors directement contenu dans la paroi conjonctive (JACOBSON[I.8], MONNIER[I.13]), tantôt le kyste est tapissé par une membrane épithéliale. Dans les cas où l'examen histologique a été pratiqué, l'épithélium a toujours été constitué par une *seule rangée* de cellules cubiques, directement assises sur un stroma non papillaire. Dans deux cas (KUMMEL[I.11]), les cellules cubiques étaient surmontées de *cils vibratiles*.

Le contenu a été ou bien muqueux, ou bien colloïde ; tantôt clair, tantôt coloré en vert ou en jaune.

OBSERVATIONS

Nous diviserons les observations en deux parties : kystes à contenu graisseux, kystes à contenu liquide.

Kystes à contenu graisseux.

OBSERVATION VIII

BAGOT. — *Kystes des petites lèvres.*

(*J. of. Med. Science. Dublin*, 1891, sept.)

Jeune fille de 23 ans, se plaint d'une tumeur qui sort du vagin, gêne sa marche.

A l'examen, tumeur grosse comme une noix, envahissant les deux petites lèvres et la partie inférieure du clitoris : l'orifice vaginal est normal, de même l'urètre ; l'hymen est intact. La superficie du kyste est lisse ; au-dessous de lui il y a un second kyste plus petit.

Ablation.

Dans la paroi du kyste principal, il y avait plusieurs kystes secondaires ; le contenu était grumeleux, jaunâtre, avec de la graisse et des cristaux de cholestérine.

Examen histologique. — Paroi conjonctive avec épithélium aplati.

OBSERVATION IX

Boys de Loury. — *Kystes et abcès des grandes lèvres.*
(*Revue médicale*, 1840, p. 342.)

Femme de 46 ans ; ancienne prostituée.

Kyste très profond, allant dans les parois du vagin. Ce kyste, qu'elle porte depuis 12 ans, la gêne pour marcher et s'asseoir. Il était si volumineux, qu'il avait allongé la lèvre gauche de plus de 12 centimètres.

Incision. Dissection.

Paroi externe, infractueuse, adhérente; paroi interne, lisse. Le contenu est graisseux.

Pas d'examen microscopique.

OBSERVATION X

A.-F. Brandt. — *Contribution à l'étiologie des kystes des petites lèvres.*

(*Journal des acc. et des mal. des femmes* (en russe). Saint-Pétersbourg, 1884, p. 857 à 868.)

E. A..., 44 ans, a remarqué, il y a 8 ans, une petite tumeur située sur la petite lèvre droite qui s'est peu à peu accrue sans douleurs, jusqu'à atteindre un volume considérable.

A l'examen, dans la petite lèvre droite, au niveau de son tiers supérieur, dirigée du côté du clitoris, au niveau du bord libre de la petite lèvre, existe une tumeur du volume d'une noix. Le reste de la petite lèvre lui forme un pédicule. La tumeur est ronde, entièrement recouverte par les téguments de la nymphe qui sont légèrement rougeâtres au niveau de la face qui regarde le vestibule. La consistance est mollasse, la palpation indolore.

Ablation par incision du pédicule.

Examen de la tumeur. — A l'incision des parois, assez épaisses, il s'écoule une petite quantité d'un liquide parfaitement clair, mais dans le kyste reste une grande quantité d'une masse blanchâtre, tapissant toutes les parois du kyste. Après l'ablation de cette masse, la paroi du kyste apparaît, brillante.

Examen microscopique. — Paroi de nature conjonctive, plus dense du côté de l'intérieur du kyste ; elle contient quelques cellules fusiformes, peu nombreuses.

L'intérieur du kyste est tapissé par une seule couche de cellules cylindriques, à noyaux arrondis, nettement colorés, avec des figures karyocinétiques. La masse intérieure du kyste, amorphe, ne prenant pas la matière colorante, contient plusieurs éléments divers : 1° de grandes cellules polyédriques, rappelant celles qui appartiendraient à un épithélium stratifié ; 2° des noyaux isolés, colorés, sans corps cellulaire ; 3° des granulations graisseuses.

OBSERVATION XI

KIRMISSON. — (*Annales de gynécologie*, 1874, t. II, p. 148.)

Jeune fille de 18 ans. La tumeur a débuté il y a 4 ou 5 ans et a grossi sans aucune douleur. Elle a le volume d'un petit œuf de poule, elle est piriforme, à grand axe vertical et nettement séparée en deux par une bride transversale, située un peu au-dessus de la partie moyenne.

Sa consistance est molle, pâteuse. Comme elle est lâchement pédiculée, elle retombe dans l'orifice vulvaire donnant l'idée d'un petit scrotum à cause de sa division bilobée. La peau, amincie, laissant voir de petits vaisseaux, glisse sur la face externe du kyste.

Ablation.

Le kyste renferme une matière blanchâtre, demi-liquide, ressemblant à du lait caillé ; on y rencontre un grand nombre de lambeaux, formés de cellules épithéliales longues et irrégulières, pourvues d'un noyau volumineux et dont quelques-uns, vus de champ, se présentent sous un aspect fusiforme.

Le liquide est très riche en cristaux de cholestérine.

Kirmisson croit que c'est un kyste développé aux dépens d'une des nombreuses glandes sébacées des petites lèvres.

OBSERVATION XII

PANA. — *Kyste sébacé de la petite lèvre.*

(*Bull. Soc. anat. de Paris*, 1858, vol. 33, p. 47.)

Femme de 60 ans. Porte un kyste qui a mis douze ans à se développer. Ce kyste présente à peu près la forme et le volume d'un testicule ; il est aplati transversalement et s'étend depuis la racine du clitoris jusqu'à la fourchette. Ses enveloppes sont constituées par la peau, doublée d'une tunique fibro-celluleuse assez résistante. Il renferme une matière sébacée caséeuse, ayant tout à fait, par sa couleur et sa consistance, l'apparence du mastic dont se servent les vitriers. Au milieu de cette substance homogène, on ne trouve ni poils, ni concrétions.

OBSERVATION XIII

TAYLOR. — *Case of cholesteris tumor of the vulva.*

(*Journal of the Cut. Diseases. N. Y.*, 1890, p. 387.)

Irlandaise de 47 ans, a eu un enfant, n'a jamais été malade.

Elle entre en se plaignant de douleurs dans le bas-ventre, d'écoulement muco-purulent.

Examen. — Tumeur qui pend à la partie supérieure des petites lèvres et du prépuce clitoridien, sur un long pédicule. Sa consistance est molasse ; à l'incision elle a donné issue à un contenu graisseux.

DISCUSSION. — La plupart de ces cas ne comportent aucune discussion : ils proviennent tous des glandes sébacées qui existent en si grand nombre sur la face interne des petites lèvres.

De tous le plus intéressant est celui de BRANDT ; le contenu demi-liquide, demi-sébacé, l'épithélium cubique sur une seule couche, à noyaux bien colorés, n'appartiennent pas aux kystes sébacés ordinaires (v. p. 75).

Kystes à contenu liquide.

OBSERVATION XIV

(DOBBERT, *Journal des acc. et des mal. des femmes* (en russe). Saint-Pétersbourg, mai 1896.)

53 ans. 5 accouchements. Tumeur développée en 5 ans, ayant surtout augmenté depuis la ménaupose. Kyste du volume d'une prune dans la petite lèvre gauche, dont il occupe toute l'épaisseur et qui lui sert de pédicule.

La malade n'a pas consenti à se faire opérer.

OBSERVATION XV

JACOBSON. — *Kyste de la petite lèvre droite.*

(*Journal des acc. et des mal. des femmes* (en russe). Saint-Pétersbourg, juin 1897.)

Jeune fille, vierge, de 16 ans. Réglée à l'âge de 14 ans. A vu se développer depuis cette époque une tumeur au niveau des parties génitales. Ni douleurs, ni troubles d'aucune sorte, si ce n'est un peu de gêne.

Examen. — Grandes lèvres normales entre lesquelles apparaît une tumeur du volume d'un œuf, fluctuente, élastique. Celle-ci est surtout développée aux dépens de la partie supérieure de la petite lèvre droite. Ni la lèvre gauche, ni le frein du clitoris, ni le prépuce de ce côté ne participent à sa constitution. Le prépuce du côté droit ne se termine pas par un bord libre, mais se continue insensiblement sur la tumeur. On peut arriver à sentir les corps caverneux et le clitoris, mais non pas à les voir. L'urètre est normal au-dessous et à gauche de la tumeur.

Extirpation *in toto.*

Examen histologique. — 3 couches : 1° cutanée, normale ; 2° paroi, tissu conjonctif lâche, avec lympathiques distendus ; 3° intérieur *sans épithélium.*

L'auteur croit à un kyste lymphatique.

OBSERVATION XVI

KLEINWÆCHTER. — *Ein Beitrag zu den Vaginalcysten.*

(*Zeit. f. Geb. u. Gyn.*, 1889, p. 36.)

Il s'agit d'une tumeur apparue à un endroit peu habituel.

Femme de 30 ans, ayant eu 4 enfants. Elle a remarqué depuis son dernier accouchement, qui date de quelques mois, une tumeur au niveau des parties génitales, qui occasionne d'assez vives douleurs. A l'examen, on note une tumeur kystique pleine d'un liquide clair, grosse comme la moitié d'un œuf, située au niveau du tiers moyen du bord de la petite lèvre droite et appendue à une membrane épaisse de 7 à 9 et longue de 16 à 18 millimètres.

La malade ne consentit pas à l'ablation.

OBSERVATIONS XVII et XVIII

Deux cas de Kümmel.

(Voir aux observations de kystes ciliés de la vulve. Voir p. 136.)

OBSERVATION XIX

Lerat. — *Kystes des deux petites lèvres.*

(*Bull. Soc. anat. de Nantes*. 1881, vol. 57.)

Femme de 50 ans. Kyste ayant apparu il y a vingt ans, quelque temps après un accouchement. L'un des kystes s'est vidé au moment de l'ablation. Son contenu était un liquide filant, visqueux, grisâtre, colloïde.

L'intérieur de la plus grosse des tumeurs présente une masse homogène, couleur mastic.

Examen histologique. — La membrane est formée :

1° peau normale de la petite lèvre ;

2° papilles dermiques et tissu conjonctif vasculaire ;

3° une couche de cellules aplaties, reste d'un épithélium glandulaire.

Dans le derme, nombreuses glandes sébacées ; les lacunes lymphatiques sont très élargies et leur épithélium est un peu gonflé.

M. Lerat pense à un kyste par dilatation d'une glande muqueuse de la petite lèvre.

OBSERVATION XX

S. de Mayaldhaes. — *Contribution à l'étude des kystes séreux des petites lèvres.*

(*Mémoires de l'Acad. de Méd.*, 1897 p. 227 et 693.)

Mulâtresse de 26 ans, ayant eu trois enfants nés à terme, qui porte sur la petite lèvre droite une tumeur pédiculée, ovalaire, longue de 8 centimètres, large de 5 centimètres. Cette tumeur pend au-devant de la vulve qu'elle cache complètement. Sa surface est égale, sans bosselures : les téguments sont très distendus. A la palpation, on constate une fluctuation très prononcée. La compression ne provoque pas de douleurs, elle n'amène ni la réduction de la tumeur, ni l'issue du liquide ; la toux, l'effort n'en modifient pas le volume. C'est vers l'âge de 12 ans que le kyste a commencé à se développer ; depuis lors, il a grossi progressivement. Ordinairement indolent, il devenait gênant au moment des rapports sexuels.

Au dire de la malade, la tumeur se vidait spontanément au commencement de ses grossesses ; il s'écoulait alors par la vulve un liquide blanc, glaireux, tachant le linge, à la façon de l'empois ; la tumeur restait petite jusqu'à l'accouchement, puis reprenait les dimensions habituelles. Mais ces faits ne sont pas hors de conteste, car la compression de la poche kystique n'en amenait pas la vacuité et l'examen de cette poche, après l'extirpation, démontra que sa paroi était entièrement close.

L'ablation, faite le 17 avril 1896, s'est faite aisément et sans que la tumeur ait été ouverte.

Examen histologique. — Épithélium à cellules larges, prismatiques, presque cubiques, les noyaux étant tous situés à la même hauteur et formant une couche continue. On remarque, en outre, de nombreux petits bourgeons épithéliaux et papilliformes et très développés en certains endroits. Au-dessous de l'épithélium, couche conjonctive, puis la peau.

Contenu. — Liquide séreux, albumineux, clair, limpide, à peine jaunâtre ; aseptique, puisqu'il est resté clair 14 mois après son ablation.

M. de Mayaldhães croit à un kyste ayant le canal de Wolff pour origine.

OBSERVATION XXI

MONNIER. — *Kyste colloïde multiloculaire de la petite lèvre gauche.*

(*Bull. Soc. anat.*, 1892, t. VI, p. 748.)

Malade de 36 ans ; début il y a 4 ans après une grossesse. Le kyste grossit lentement et sans douleur. Il a la forme et la coloration d'un gros testicule appendu au pédicule que lui forme la petite lèvre tout entière et la moitié correspondante du capuchon clitoridien. La peau qui le recouvre était celle de la petite lèvre, ayant subi un certain degré de cutisation.

En un point, on voit une sorte de dépression en doigt de gant de 1 centimètre de profondeur.

L'aspect de la tumeur est régulier. A la palpation, on a la sensation d'une réunion de loges à contenu myxomateux. La ponction d'une des loges donne issue à un liquide colloïde verdâtre.

Examen microscopique (Dubief). — On voit en dehors la paroi kystique revêtue d'une couche d'épithélium pavimenteux stratifié, recouvrant la tête de nombreuses papilles et, en dessous, un stroma conjonctif, véritable derme, dont la face libre est irrégulière : c'est elle qui était en contact avec le liquide du kyste.

Donc pas d'épithélium.

Monnier croit à un kyste muqueux à transformation colloïde, développé entre les deux feuillets du repli cutané qui forme les petites lèvres.

OBSERVATION XXII

C.-J. MÜLLER. — *Zur Casuistik der Neubildungen an den äusseren weiblichen Genitalen.*

(*Berlin Klin. Woch.*, 1881, p. 449.)

Femme de 24 ans. Toujours bien portante et régulièrement

réglée. Deux accouchements, dont un avant terme. Depuis quelques mois elle a remarqué une grosseur du volume d'une noix à la gauche de la vulve ; en la pressant, la malade a fait sourdre un liquide clair. Jamais de douleurs.

Examen. — Jeune femme blonde, maigre. A la partie inférieure des petites lèvres, au niveau de l'orifice de sortie du canal excréteur de la glande de Bartholin, on sent, sous les téguments, une tumeur arrondie, lisse. En pressant, on fait sourdre d'un tout petit orifice un liquide jaunâtre. L'orifice est si petit qu'il fut impossible de le sonder.

Ablation. La tumeur est enlevée en même temps que les glandes de Cooper. Guérison.

Examen histologique. — L'intérieur du kyste, même à l'œil nu, est villeux. Sur les coupes, on peut contrôler la structure papillaire du kyste ; les papilles sont de nature conjonctive avec quelques éléments musculaires.

L'épithélium est de deux sortes : d'une part épithélium, formé d'une seule rangée de cellules rondes assises sur une fine membrane basale ; d'autre part, épithélium pavimenteux stratifié rappelant celui des téguments. Le passage de l'un à l'autre est direct.

L'auteur croit à un kyste du conduit excréteur de la glande de Bartholin.

OBSERVATIONS XXIII et XXIV

RIEDINGER. — *Bericht. d. mähr-schles Gebäranstalt Brünn* 1888.

(Reproduites d'après *Frommel's Iahresb.* (1), 1889, p. 499-500).

1° Kyste du volume d'une orange envahissant à la fois les

(1) N'ayant pu nous procurer le mémoire original de RIEDINGER, nous sommes forcés de rapporter très incomplètement ses deux observations.

deux lèvres droites, séparé en deux par un profond étranglement. A l'incision, liquide colloïde.

2° Kyste du volume d'un œuf situé dans la petite lèvre gauche. Excision.

Pas de renseignement histologique pour aucun des deux cas.

OBSERVATION XXV

Soutougine. — (*Journal des acc. et des mal. des femmes de Saint-Pétersbourg*, 1887, p. 514.)

Soutougine parle d'un kyste qu'il aurait extirpé au niveau d'une des petites lèvres, sans donner d'autres détails.

OBSERVATION XXVI

Werth. — *Zur Anatomie der Cysten der Vulva.*
(*Centralblatt für Gyn.*, 1878, p. 513.)

Jeune femme de vingt et quelques années. Au dire de la malade, à la suite d'une contusion, il s'est développé en deux ans un kyste du volume d'une cerise au niveau de ses parties génitales. Jamais de douleurs.

Examen. — Tumeur siégeant à gauche, au niveau du *sulcus interlabialis,* environ entre le tiers supérieur et moyen de la petite lèvre. La peau, fortement tendue, est lisse et permet de voir le liquide au travers.

Extirpation facile. A l'incision il s'écoule un liquide jaunâtre et visqueux. Il est assez albumineux, et au microscope, montre quelques cellules cylindriques isolées.

Au milieu de la paroi lisse du sac kystique, on peut remarquer, appendues à un mince pédicule, deux excroissances grosses comme des pois, d'une couleur blanc grisâtre, ayant la structure glandulaire de la superficie.

Examen microscopique. — Le stroma est du tissu conjonctif, dont les faisceaux sont pleins de culs-de-sac glandulaires. Sur certaines préparations, on voit l'entrée de petits diverticules glandulaires.

L'épithélium est composé de hautes cellules cylindriques avec des noyaux disposés en stries régulières (palisadenförmige). Les culs-de-sac glandulaires sont très serrés les uns contre les autres s'enfonçant dans le tissu conjonctif sous-jacent. C'est seulement en quelques endroits qu'ils laissent quelque espace entre eux. Ils sont aussi tapissés par une seule rangée de cellules. Dans ce tissu on trouve des travées de cellules en forme de nid, qui, dans certaines parties de la préparation, peuvent facilement être suivies jusqu'aux bourgeons précités.

L'épithélium cylindrique s'étend à la partie inférieure du kyste jusqu'à la base du pédicule pour prendre ici les propriétés d'un épithélium pas encore très épais, mais déjà nettement pavimenteux. La superficie de la tumeur se montre, sous le microscope, partout lisse, à part quelques petites papilles basses qui se trouvent au voisinage de l'insertion de la petite tumeur secondaire.

OBSERVATION XXVII

WILTSHIRE. — *Cysts from the labia minora.*

(*Obstetrical Trans.* London, 1881, p. 206.)

Deux cas (1). Kystes de la partie inférieure de la petite lèvre, du volume d'une noix, contenant un liquide limpide.

Pas de détails cliniques. Pas d'examen histologique.

---

(1) A la Société d'Obstétrique de Londres, où ces deux cas furent communiqués, MAT. DUNCAN a fait observer qu'il existait au Musée de Saint-Bartholomew's Hospital un spécimen analogue.

DISCUSSION. — De ces divers cas, celui de JACOBSON et celui de MONNIER, seuls, ne possédaient pas un revêtement épithélial cubique.

JACOBSON décrit nettement un épithélium aplati ; son observation se rapporte donc probablement aux cas de kystes endothéliaux que WINCKEL, KLEBS, MICHAUX, etc., décrivirent dans les parois du vagin.

MONNIER dit, dans son cas, que le liquide était directement en rapport avec la paroi conjonctive. Si on écarte l'idée d'une destruction accidentelle de l'épithélium, reste la possibilité d'une exsudation directe dans le tissu conjonctif, analogue à celle que les auteurs anciens décrivaient sous le nom d'*hygroma*. Comme on tend à ne plus admettre cette variété de kyste, tant dans les parois du vagin que dans les autres parties de la vulve, reste l'hypothèse d'un kyste analogue à celui de Jacobson et dont le mince endothélium aurait été détruit ou aurait échappé à l'examen sur la coupe.

Des autres cas, mis à part ceux de KÜMMEL, et de MAYALDHÀES, dont nous parlerons en discutant les kystes ciliés (v. p. 84), celui de LERAT, de MÜLLER, et celui de WERTH ont tous trait à des kystes par rétention mais d'origine différente.

Nous avons vu au cours de notre description anatomique que la petite lèvre, suivant les recherches récentes, ne contient pas de glandes muqueuses propres. La pathologie semble confirmer ce fait puisque, des trois cas de kystes colloïdes, aucun n'a trait à une glande propre à la petite lèvre, sinon le cas de LERAT (obs. XIX) ; or, ce cas, en tant que kyste par rétention, est fort discutable, puisque son auteur lui décrit lui-même une couche de cellules aplaties et que plus loin, il signale dans les parois des lacunes lymphatiques très élargies à épithélium un peu gonflé. Il serait fort possible qu'on eût ici affaire à un kyste lymphatique analogue à celui de Jacobson.

Restent donc les observations de Müller et de Werth.

Le kyste de Müller, situé au niveau de l'orifice du canal excréteur de la glande de Bartholin, tapissé d'un double épithélium, l'un à cellules arrondies sur membrane basale, l'autre pavimenteux stratifié, possédant un petit orifice par lequel transsude le liquide kystique, indique son origine : c'est probablement un kyste du canal excréteur de la glande de Bartholin, qui, comme on le sait (voir p. 30), est tapissé d'un double épithélium, l'un cylindrique, à sa partie initiale, l'autre pavimenteux stratifié, à sa partie terminale.

Le cas de Werth est plus difficiles à déterminer.

« Ce kyste, dit l'auteur, n'est évidemment pas un simple kyste par rétention : il suffit d'examiner sa structure compliquée pour ne lui trouver rien de la structure d'une glande. De même on ne saurait faire dériver cette tumeur d'un tissu épithélial normalement situé dans la région, puisque cette région ne possède pas de glandes, et que la glande de Bartholin, à laquelle on attribue plus souvent qu'il ne sied la paternité de kystes encore peu étudiés de la vulve, est trop éloignée de l'endroit où se trouve la tumeur pour être mise en question. Cependant, si la tumeur provenait de la glande de Bartholin, elle serait aussi tapissée par un épithélium cylindrique, c'est donc à elle qu'il faut penser en premier lieu dans cette recherche de la paternité.

Il ne reste plus qu'à croire que le kyste s'est développé aux dépens d'un lobule épithélial erratique de cette glande. »

Pour ce qui est de savoir laquelle des tumeurs a débuté, la petite ou la grande, l'auteur pense que le kyste a été l'affection primitive et que la petite tumeur n'a été qu'un adénome qui a proliféré dans la paroi.

En résumé: les kystes muqueux histologiquement observés au niveau des petites lèvres ont été soit d'origine lympathique, soit d'origine bartholinique, soit, pour les cas de Kummel et de Mayalhaes, d'origine probablement wolffienne.

CHAPITRE III

KYSTES DE L'HYMEN

L'hymen, ce repli de la muqueuse, d'une destinée si transitoire, dépourvu de glandes, paraît, à première vue, ne pouvoir donner lieu à aucune formation kystique. Cependant les périodiques gynécologiques en contiennent quelques observations.

Historique. — C'est à WINCKEL[K.8] qu'on doit d'avoir attiré l'attention sur les kystes de l'hymen; SCHŒFFER[A.25] (1890), dans une belle étude sur le développement et les malformations de cette membrane donna une explication plausible à la plupart des cas qui furent décrits par BASTELBERGER[K.1] (1884), DÖDERLEIN[K.2] (1886), PIERING[K.6] (1887), ZIEGENSPECK[K.9] (1888). A la suite de ces quelques observations, nous avons encore retrouvé les cas isolés de GÖRL[K.3] (1892), de MÜLLER[K.4] (1893), de Mme ULESKO STROGONOVA[K.7] (1894), de RICHARD PALM[K.5] (1896). En tout *neuf* cas, tous très bien observés au point de vue clinique et histologique.

Origine. — Sur ces neuf cas l'origine de sept est assez claire : ils proviennent manifestement d'une invagination épithéliale, d'une plicature de la muqueuse, qui s'est produite au niveau de la soudure des deux segments latéraux de l'hymen primitif (SCHŒFFER[A.25]).

Comme Bastelbager[K.1] l'a bien montré (voir obs. XXVIII) il existe au niveau de certains hymens de profondes plicatures de la muqueuse, plicatures dont les crêtes tendent à se réunir par leurs bords et à constituer de véritables cavités fermées, tapissées du même épithélium pavimenteux stratifié que celui de la surface hyménéale. Aux formations de ce genre, se rattachent tous les cas, à l'exception de ceux de Piernig[K.6], de Mme Ulesko-Strogonova[K.7].

Le cas de Piernig[K.6] (voir obs. XXXIII), où il y avait un épithélium aplati, se rattache manifestement à ces kystes probablement lymphatiques que Winckel, Fischel Klebs, etc., décrivirent dans les parois du vagin, et Klob, Jacobson dans les petites lèvres.

Le cas de Mme Ulesko-Strogonova (voir obs. XXXIV) est un de ces kystes à épithélium cilié dont nous discuterons plus loin l'origine problématique. Disons cependant de suite qu'il n'est pas impossible *théoriquement*, qu'un canal de Gartner vienne se terminer dans la portion supérieure de l'hymen, puisque nous avons vu que cette membrane se développait au dépens des bords du sinus uro-génital, où primitivement viennent s'aboucher les canaux de Wolff.

L'existence de deux orifices hyménéaux, décrits par Döderlein[K.2] et dont l'un a été l'origine d'une dilatation kystique, semblerait, à première vue, confirmer ce qui vient d'être énoncé; mais le fait qu'ils étaient tapissés d'un épithélium pavimenteux stratifié écarte immédiatement l'hypothèse de canaux de Gartner, dont l'épithélium est cubique et les assimile aux formations tégumentaires dont il est question dans la plupart des cas.

Nous tendons aussi à rattacher à la même origne le cas de RICHARD-PALM[K.5], bien que son auteur veuille le faire provenir d'une glande sébacée. Outre que de telles glandes n'existent pas au niveau de l'hymen, la constitution du kyste (épithélium pavimenteux stratifié prenant bien la matière colorante, semblable à l'épithélium hyménéal), l'absence de graisse dans le contenu, le rapproche en tous points des kystes par inclusion.

Siège. — Les kystes hyménéaux siègent le plus souvent sur la ligne médiane, surtout sur le segment supérieur de la membrane. Cette situation médiane est une raison de plus en faveur de leur origine congénitale.

Presque toujours ils bombent à la face superficielle; d'autres fois (ULESKO-STROGONOVA) ils regardent la face vaginale.

Volume. — Observés presque exclusivement chez les enfants en bas âge, les kystes hyménéaux ont été de très petit volume ; néanmoins dans le cas de MÜLLER[K.4], le kyste avait le volume d'un grain de raisin et était suffisant pour comprimer l'urètre.

Signes. — Le plus souvent un kyste hyménéal est une découverte due au hasard : leur petit volume ne détermine aucune gêne. Mais, dès qu'ils deviennent assez gros, ils peuvent donner lieu à des accidents de compression et mettre même la vie de l'enfant en danger (MÜLLER). Ils se montrent ou bien sous la forme d'un petit grain jaunâtre et transparent, ou bien sous la forme d'une tumeur plus déterminée, rosée, trans parente, nettement fluctuente, envahissant toute l'épaisseur de la membrane.

Marche. Évolution. — Dans la plupart des cas, les kystes ont été excisés de suite après leur découverte, si bien qu'on n'a pas de renseignements sur leur marche. Cependant, le fait qu'on n'observe guère de kystes hyménéaux chez la jeune fille, paraît bien montrer qu'ils ne sont pas susceptibles d'un développement considérable et que ceux, qui passent inaperçus dans l'enfance, sont détruits lors des premiers rapprochements avec la membrane qui les supporte.

Anatomie pathologique. — A part le cas de Piering où le kyste avait un revêtement endothélial, et celui d'Ulesko-Strogonova où il était tapissé de cellules cylindriques ciliées, tous les kystes avaient pour recouvrement un épithélium malpighien, pavimenteux stratifié.

Le contenu est presque toujours une bouillie cellulaire, dans laquelle les cellules desquamées et cornées des surfaces tégumentaires jouent le principal rôle.

Dans les cas de Döderlein, Müller, Ulesko-Strogonova le kyste contenait un liquide blanchâtre, tenant en suspension des éléments épithéliaux dissociés.

Dans aucun cas il n'a été trouvé de graisse ; ce qui semble montrer que ces kystes par inclusion ne sont pas à proprement parler des kystes dermoïdes.

OBSERVATIONS

OBSERVATION XXVIII

BASTELBERGER. — *Cysten im Hymen.*

(*Arch. f. Gyn.*, 1884, vol XXIII, p. 427).

Fillette de quelques jours, porte sur la ligne médiane de l'hymen un kyste gros comme une lentille, jaune, transparent, superficiel.

Ablation.

A l'aspect extérieur on peut penser à un kyste glandulaire par rétention, comme on en trouve parfois sur les petites lèvres.

Examen microscopique. — Coloration au picro-carmin, paraffine.

Le kyste est tapissé par un épithélium pavimenteux stratifié analogue à celui de la superficie de l'hymen, si bien que la paroi du kyste paraissait être la continuation du recouvrement externe.

Contenu. — Détritus formé de cellules conglomérées.

Donc kyste primitif et non par rétention.

Bastelberger a eu l'occasion d'observer chez une autre fillette âgée de quelques jours, comme un trait jaunâtre long de 2 millimètres, large de 1 millimètre situé à l'endroit où l'autre malade présentait son kyste.

A l'examen microscopique ce trait est constitué par un véritable sillon, dont les lèvres, sur une coupe, rappellent de véritables luettes. Que les deux luettes se rejoignent par leur partie supérieure, il y aura une véritable cavité qui pourra subir la transformation kystique.

OBSERVATION XXIX

DÖDERLEIN. — *Ein Fall von angeborenen Hymenalcyste.*

(*Arch. f. Gyn.*, 1886, vol. XXIX, p. 284.)

Petite fille de quelques semaines ; porte à la vulve une tumeur du volume d'une noisette qui entre'ouvre les petites et les grandes lèvres. La tumeur a des parois brillantes sur lesquelles se dessinent de nombreux vaisseaux. Elle siège tout contre la vessie, mais ne présente avec elle aucun rapport.

Ponction : liquide blanchâtre, dans lequel nagent quelques cellules épithéliales à gros noyaux.

Excision qui permet de constater que la tumeur append en haut à une frange de l'hymen droit.

Après quelques recherches on peut voir, à gauche, symétriquement au pédicule du kyste, sourdre, par un petit orifice, un liquide ayant les mêmes caractères macro et microscopiques que celui du kyste. On réussit à y introduire une sonde à une profondeur de 1/2 centimètre. Il y avait donc à ce niveau un canal en tout semblable à celui qui, probablement, du côté opposé, avait donné lieu au kyste.

OBSERVATION XXX

GÖRL. — *Cyste in Hymen einer Erwachsenen.*

(*Arch. f. Gyn.*, 1892, p. 381-386.)

Petit kyste à parois tapissées d'un épithélium pavimenteux stratifié et contenant une bouillie cellulaire.

OBSERVATION XXXI

Oscar Müller. — *Ein Fall von angeborenen Hymenalcyste.*

(*Arch. f. Gyn.*, 1893, vol. XLIV, p. 263.)

Enfant retiré par opération césarienne, d'aspect bien portant ; aucune malforation apparente. Dès le 2e jour il commence à crier, ne mange plus, dépérit et rend un méconium mêlé à une substance blanchâtre, mais rien qui rappelle l'urine. A la percussion, on note une zone de matité très nette au niveau de la vessie.

A l'examen des parties génitales externes, on ne réussit pas à trouver le méat urétral ; par contre, entre le clitoris et l'entrée du vagin, enserré par les petites lèvres, grossissant la crête antérieure de l'hymen, empiétant sur le vestibule, existe une tumeur de la grosseur d'un grain de raisin. L'hymen est totalement changé de forme par la tumeur, qui présente en son milieu un petit sillon. Elle est très tendue dans sa moitié antérieure. Une partie s'étend jusque dans la petite lèvre.

A la suite d'une petite incision, il s'écoule un liquide blanchâtre, si bien qu'on put croire au début à un abcès du vagin.

Après plusieurs recherches attentives, on trouva l'orifice de l'urètre sous la forme d'une petite fente qu'on réussit à sonder. Il s'écoula 30 centimètres cubes d'urine.

Le kyste hyménéal fut à nouveau incisé et la rétention ne se reproduisit plus.

Comme le kyste ne fut pas excisé, il n'y eut pas d'examen histologique de la paroi.

L'examen du liquide montre, au milieu de produits de détritus, des cellules pavimenteuses, ayant même parfois le type corné.

Le kyste remontait le long du vagin sur une certaine longueur, comme l'indiquent les cathétérismes et le fait que la tumeur s'ouvrît spontanément dans ce conduit.

OBSERVATION XXXII

Richard Palm. — *Eine Hymenal cyste.*

(*Arch. f. Gyn.*, 1896, vol. LI, p. 483).

Petite tumeur arrondie de 0,7 à 0,6 centimètres, fluctuente.

Examen histologique. — Superficiellement, épithélium normal de l'hymen ; la paroi conjonctive porte quelques fibres lisses ; l'épithélium intérieur est exactement semblable à celui de l'hymen lui-même : en certains endroits il y a deux couches de cellules, en d'autres huit couches. Les noyaux sont partout bien visibles et se colorent sensiblement de la même façon que ceux de l'hymen.

Le contenu est homogène, coloré un peu en violet, amorphe. Pas de graisse.

OBSERVATION XXXIII

Piering. — *Kystes de l'hymen d'origine lymphatique.*

(*Prager Med. Wochen.*, 1887, p. 409.)

Jeune fille de 23 ans, porte au niveau de l'hymen plusieurs kystes séreux qui, à l'incision, laissèrent échapper un liquide visqueux.

Examen histologique. — Les coupes ne montrent nulle part les canaux décrits par Döderlein. Les lymphatiques sont dilatés et on constate quelques petites formations kystiques enfouies dans le stroma.

Ces kystes ne portent aucune membrane épithéliale ; cependans on peut reconnaître en certains endroits des formations aplaties, rappelant un endothélium.

Le contenu des kystes est amorphe, ne se colore pas et remplit complètement la cavité.

Il est à noter que les préparations de Pieping montraient une glande mucipare dans la paroi de l'hymen.

OBSERVATION XXXIV

Cas de Mme Ulesko-Strogonova.

(Voir aux observations de kystes ciliés de la vulve page 38.)

OBSERVATIONS XXXV et XXXVI

Ziegenspeck. — *Hymenalcyste.*

(*Arch. f. Gyn.*, 1888, vol. XXXII, p. 159.)

1er *cas.* — Kyste de 5 millimètres de long sur 4 millimètres de large, siégeant sous la paroi extérieure de l'hymen.

2e *cas.* — Enfant de 3 jours ; kyste de la paroi postérieure de l'hymen de 3 millimètres de long sur 2 millimètres de large.

Les deux kystes furent extirpés en même temps et examinés ; l'un fut coupé en hauteur, l'autre en largeur.

On constate que l'un et l'autre sont constitués par l'invagination de l'épithélium superficiel.

La paroi est pavimenteuse stratifiée et, sur certaines coupes, on voit nettement l'endroit où s'invagine l'épithélium superficiel.

CHAPITRE IV

KYSTES DE L'URÈTRE ET DU VESTIBULE

Historique. — Les tumeurs urétrales et péri-urétrales ont été vues depuis très longtemps et désignées sous le nom générique de *polypes* sans distinction de nature : on confondait sous ce nom les papillomes, les fibromes, les kystes, peut-être même les épithéliomes.

Am. Paré (1585), Margagni (1751) signalent vaguement ces tumeurs et les nomment *végétations*. Velpeau [L.24] (1836) les appelle, le premier, *polypes*. Schützenberger [L.20] (1844) indique l'importance étiologique de la blennorragie. Verneuil [L.26] (1855) montre la nature *papillaire* de la plupart des tumeurs. Mais chez aucun de ces auteurs on ne trouve indiquée l'origine *glandulaire* de certaines de ces tumeurs et leur nature kystique.

Giraldès [L.11] (1865) signale le premier l'existence de polypes folliculaires développés dons l'espace sous-muqueux par suite de la rétention du mucus dans les follicules. La tumeur par lui observée était transparente, gélatineuse et l'examen microscopique avait montré l'hypergénèse des follicules de la muqueuse.

Puis viennent les thèses de Lemoine [L.13] (1866) et de Garnier-Mouton [L.9] qui rassemblent les faits épars.

Depuis cette époque de nouvelles observations ont paru, assez rares cependant, dans les divers périodiques. Nous publions la plupart de celles qu'il nous a été donné de recueillir.

On verra d'après elles qu'une connaissance plus approfondie de l'anatomie microscopique de l'urètre a permis de fournir une étiologie plus exacte à la plupart des cas. On a pu notamment indiquer l'importance des canaux de Skene, des glandes de Max Schüller et même faire intervenir les canaux de Gartner (VEIT [L.25]).

C'est au mémoire de ENGLISH [L.6] (1873) qu'on doit d'avoir nettement indiqué l'étiologie glandulaire de certains kystes péri-urétraux. FOURNAISE [L.8] (1876), en France, publie une excellente observation, avec examen histologique, si rare à cette époque. PRIESTLEY [L.17] (1869) avait déjà attiré l'attention sur certains kystes de la paroi vagino-urétrale, à contenu graisseux. DUPLAY [L.5] (1880) rassemble les cas connus à cette époque et fournit une observation personnelle, sans toutefois faire ressortir l'origine de ces formations. En 1886, DE BARY [L.1], en Allemagne, TROQUART [L.23] en France, étudient la question. Plus près de nous (1890) A. ROUTH [L.19] (1) observe trois cas de kystes péri-urétraux et traite de leur origine.

Origine. — Nous avons vu, dans notre étude anatomique, qu'au niveau du pourtour vestibulaire de l'urètre et au niveau de la muqueuse urétrale elle-même venaient s'ouvrir plusieurs canaux : follicules de Morgagni, lacunes de Lushka, glandes prostatiques, canaux de Skene, exceptionnellement même, canaux de Gartner.

Chacune de ces formations peut donner lieu à un kyste.

Le mécanisme même de leur production peut s'expliquer de la façon suivante. Une inflammation (le plus souvent blennorragique) se produit au niveau de l'urètre ; elle donne lieu à une occlusion temporaire ou

(1) A. Routh, dans son travail, cite les cas de HICKINBOTHAM et de LAUTESSON que nous n'avons pas pu nous procurer.

définitive d'un des canaux précités; le liquide, que les glandes continuent à sécréter, s'accumule à l'arrière de l'obstacle ; un kyste s'est produit.

Dans les divers cas que nous publions, il est assez difficile d'assigner exactement quelle est la formation glandulaire ayant donné lieu au kyste. La plupart, toutefois, paraissent provenir des canaux de Skene, conduits excréteurs des glandes de Max Schüller.

Siège. — Tous les kystes péri-urétraux, qui ont été observés, se sont développés dans la paroi inférieure du canal urétral, nouvelle preuve de leur origine glandulaire, puisque toutes les glandes siègent dans la paroi urétro-vaginale. Ils bombent au niveau de la paroi supérieure du vagin, apparaissant à la vulve. Quelquefois, surtout quand ils naissent sur une partie latérale de l'urètre, ils peuvent s'étendre dans tout le tissu vulvaire, envahir la profondeur du vestibule et de la grande lèvre, s'étendre profondément sous la symphyse pubienne (English [L.7]).

Volume. — Le volume des kystes péri-urétraux est fort variable, de la grosseur d'une noisette à celle d'un œuf d'oie (de Bary [L.1]).

Signes. — Les signes varient surtout avec le volume de la tumeur. Tantôt restés inaperçus pendant de longues années, ils n'ont été découverts que lors de l'accouchement ou lors de leur rupture ; c'est dire que le plus souvent ils sont indolores. Du reste, leur situation profonde (vaginale) les cache à la vue, si bien qu'ils attirent mois l'attention que les kystes des petites ou des grandes lèvres.

C'est par le toucher qu'on reconnaîtra le plus souvent ces kystes; sous forme d'un bombement ou d'un simple épaississement de la paroi urétro-vaginale.

Le cathétérisme de l'urètre se fera librement ; parfois, en employant une sonde recourbée et en lui faisant suivre la paroi inférieure, on pourra trouver l'orifice de communication du kyste avec l'urètre et en faire sortir le contenu en pressant avec un doigt passé dans le vagin (PRIESTLEY[L.17]).

Quand les kystes atteignent un volume plus considérable, ils peuvent provoquer des accidents de compression au niveau de l'urètre.

CHÉRON[L.3] a noté une incontinence passagère. GRAWITZ (voir de Bary) a vu une rétention chronique suffisante pour amener la mort de la malade en occasionnant la dilatation de tout le système urinaire, avec néphrite consécutive.

A part ces phénomènes de compression, les accidents les plus importants et les plus gênants pour les malades apparaissent secondairement, lors de la rupture spontanée de ces kystes.

Marche. Évolution. — En effet, si les kystes périurétraux mettent, comme la plupart des kystes par rétention, un très long temps pour se développer, ils finissent le plus souvent par se rompre dans l'urètre.

Cette rupture se produit, soit par le passage de la tête lors de l'accouchement, soit par la tension exagérée du liquide. Parfois il existe une ouverture primitive du kyste (probablement le canal excréteur de la glande) par lequel, périodiquement, s'échappe le liquide quand il atteint une trop forte tension.

L'ouverture une fois produite, soit que celle-ci ait une forme valvulaire (Priestley), soit que le sphincter urétral se contracte en aval de l'ouverture, l'urine entrera dans la poche et il se produira une *urétrocèle.* Cette urétrocèle, dans la plupart des cas, a suppuré, transformant le kyste, primitivement séreux, en un kyste purulent.

La guérison, même dans ce dernier cas, pourra exceptionnellement se produire, mais le plus souvent, elle exige une intervention chirurgicale.

Anatomie pathologique. — Ici, comme aux grandes et aux petites lèvres, il faut distinguer les kystes en deux groupes inégaux en importance : celui des kystes à contenu graisseux, et celui des kystes muqueux.

Les kystes à *contenu graisseux,* signalés par Priestley dans la paroi urétro-vaginale, par Brandt et Fischer[I.7], par Bærensprung[I.2], par Duncan[H.12] au niveau du vestibule, sont le plus souvent très petits. Ils siègent superficiellement soit sous la muqueuse vestibulaire, soit tout autour du méat. Exception doit être faite pour les deux cas de Priestley, et notamment pour son second cas, si volumineux, si profond, qu'on se demande si on ne se trouve pas en face d'un kyste dermoïde véritable de la paroi supérieure du vagin. Les kystes graisseux ont la structure de tous les kystes sébacés.

Les kystes à *contenu liquide* peuvent être tout petits, transparents, situés directement sous la muqueuse

(Bærensprung, de Bary) ou bien plus volumineux, profonds, et envahir la paroi urétro-vaginale.

Les petits kystes sont situés, tantôt à l'entrée du vagin, tantôt autour du méat; ils sont plus aplatis, moins proéminents que les kystes sébacés. Ils sont tapissés par une seule rangée de cellules cubiques (Bærensprung).

Les grands kystes ont une structure plus complexe. Malheureusement dans la plupart des observations que nous avons pu réunir et parmi celles qui, cliniquement, sont les plus intéressantes, il n'existe pas d'examen histologique (Englisch, A. Routh). Celui-ci n'a été pratiqué que sept fois. Il est ressorti de cet examen que l'épithélium kystique est, ou bien stratifié, ou bien cylindrique. Ceci indique bien que l'origine peut être double : ou bien lacunaire (lacunes de Morgagni, canaux de Skene) ou bien glandulaires (glandes de Max Schüller, glandes prostatiques).

Nous avons vu, en effet (v. p. 36 et 37), que, soit les sinus de Morgagni, soit les canaux de Skene, sont tapissés par un épithélium stratifié, analogue à celui de l'urètre lui-même et que les auteurs allemands appellent épithélium de transition. Or nous retrouvons exactement ce même épithélium dans notre cas, et ceux de de Bary. D'autre part les cas de Troquart et Fournaise étaient tapissés des mêmes formes épithéliales que Tourneux, Almasoff, Wassiliev, etc., décrivent aux glandules prostatiques, et Schüller aux glandes sous-urétrales.

Quant à la participation du canal de Gartner aux

formations kystiques de cette région, elle est plus aléatoire. Nous publions cependant un cas de kyste vestibulaire, que nous devons à l'extrême obligeance de M. Pichevin et qui nous semble plaider en faveur de la possibilité de pareils kystes en cette région (v. p. 126).

Disons pour terminer ce chapitre, que des kystes supérieurs peuvent venir affleurer le vestibule, tels les cas dont parle A. Routh G.39. Il s'agissait de kystes, remontant le long des parois vaginales jusqu'au parovaire et venant toucher le vestibule par leur extrémité inférieure (1).

---

(1) A côté des kystes vestibulaires, mentionnons les kystes clitoriens cités par Peckham L.15, Symes L.21, Meigs L.14, Resinelli L.18. La plupart sont hématiques, avec contour foncé, ou franchement sanguin.

OBSERVATIONS

OBSERVATION XXXVII (inédite).

(Voir planche I, fig. 1.)

Arm. Hér..., 34 ans, entrée à l'hôpital Necker dans le service du Pr Le Dentu, le 20 juillet 1896.

La malade a remarqué, il y a plusieurs années, une tumeur située à la partie gauche de la vulve, tumeur qui augmenta progressivement et a finit par atteindre le volume d'un petit œuf de poule.

Examen. — On examine la malade et on constate, en effet, une tumeur de la grande lèvre gauche, qui envahit et distend tout le tiers supérieur de cette dernière et s'étend à la base de la petite lèvre, jusqu'à la paroi supéro-latérale gauche du vagin ; si bien que la petite lèvre, forme comme une crête de coq sur la surface libre de la tumeur. Il n'existe aucun changement de coloration à la peau qui est amincie.

A la palpation la tumeur est irréductible, nettement fluctuante et ne se prolonge pas profondément dans le vagin.

La malade ne ressent aucune douleur ; seul le coït se trouve quelque peu incommodé. Pendant la marche cette femme est un peu gênée.

Excision. — La tumeur est disséquée, mais se trouve percée pendant l'opération ; il s'écoule un liquide absolument clair comme celui de l'hydrocèle.

Guérison. La malade sort de l'hôpit le 1er août.

Examen histologique (1). — Fixation des pièces à l'alcool.

---

(1) M. Pettit, sous-chef du Laboratoire de la Clinique chirurgicale de l'hôpital Necker a eu la gracieuseté de nous fournir les préparations ayant trait à ce cas.

Paraffine. Hématoxyline-éosine.

La paroi, épaisse de 10 à 12 millimètres, est composée comme suit :

Épithélium de la muqueuse interne de la grande lèvre, pavimenteux stratifié sur derme papillaire. Ce derme contient une ou deux glandes sébacées.

Stroma conjonctif lamelleux, assez dense, ne contenant pas de fibres musculaires propres, mais renfermant de nombreux vaisseaux. Ceux-ci, surtout du côté de la partie interne du kyste, sont entourés de nombreux leucocythes et leur endothélium est très épaissi.

L'épithélium kystique est un épithélium stratifié, sur 3 à 15 couches, composé de cellules élevées, étroites par leur base, larges par le haut, très semblables à celles de l'urètre (voir planche I, fig. 2).

Quelques-unes ont subi la transformation muqueuse.

Cet épithélium s'élève sur des papilles très basses et très larges.

OBSERVATION XXXVIII (inédite).

Kyste diverticulaire de la paroi inférieure du canal de l'urètre.

(Observation due à l'obligeance du Dr H. Morau.)

Mme X..., mariée, a eu quatre enfants et des couches normales. En 1895, elle se présente à la consultation avec des douleurs abdominales, et se plaint de pertes blanches abondantes, de pesanteur des jambes, etc.

A l'examen, on trouve un utérus gros, un col mou, légèrement ulcéré, une trompe gauche augmentée de volume, sensible à la pression. Rien à droite. On pratique des pansements intra-utérins et on ordonne des injections chaudes.

En 1896, la malade revient à la consultation et se plaint d'avoir une grosseur à la vulve, de ne plus pouvoir conserver ses urines.

A l'examen, on constate un prolapsus marqué de la paroi antérieure du vagin qui forme, entre les grandes lèvres, une saillie du volume d'une petite mandarine environ ; en pressant sur la tumeur, on fait sourdre de l'urine par le méat. Sans examen plus complet, on porte le diagnostic de *cystocèle*.

L'opération proposée est acceptée, elle a lieu en mars 1896, avec l'assistance du Dr Nitot.

On constate qu'une sonde introduite dans le canal et poussée jusque dans la vessie donne issue à de l'urine. Une autre sonde à laquelle on fait suivre la paroi inférieure du canal pénètre dans la tumeur qui se vide alors de l'urine qu'elle renfermait.

Une incision médiane, verticale antéro-postérieure, divise d'abord le plan de la muqueuse vaginale qui recouvre la tumeur. Cette muqueuse est disséquée de proche en proche de façon à isoler la coque antérieure du kyste. Ceci obtenu, on incise cette paroi sur la ligne médiane et on tombe dans la cavité kystique qui est lisse et présente absolument l'aspect de la muqueuse uréthrale. Une sonde est alors introduite dans le méat et son extrémité opposée débouche dans la poche par un orifice elliptique d'un demi-centimètre environ de long et situé à 3 centimètres environ du méat lui-même. Cet orifice est subdivisé en deux par une petite languette longitudinale, sorte de bride, de telle sorte que l'extrémité de la sonde, pour pénétrer dans la poche kystique, peut passer indistinctement à droite ou à gauche de cette languette.

Résection de la poche. Sutures.

Pansement consistant en un tampon peu serré de gaze iodoformée. Sondage toutes les trois heures.

Après dix jours la cicatrisation est presque complète ; mais un des points antérieurs a coupé les deux muqueuses de sorte qu'à la sortie de la malade, il persiste une petite fistule uréthro-vaginale siégeant à 2 centimètres du méat. La quantité de liquide qui s'échappe par cet orifice est si minime que la malade attend une année pour se faire opérer à nouveau.

En avril 1897, nous procédons par une petite autoplastie à la fermeture de cette fistule.

A l'heure actuelle, la malade ne souffre plus et conserve bien ses urines.

Examen histologique (personnel). — Pièces fixée à l'alcool. Paraffine. Hématoïdine, éosine.

La paroi conjonctive, assez lâche, contient de nombreux vaisseaux et des fibres lisses en abondance, nettement reconnaissables à leur noyau en bâtonnet.

Le stroma est assez infiltré de cellules jeunes qui s'amassent autour des vaisseaux.

L'épithélium est mixte: *polyédrique stratifié* par endroits, en d'autres il est *stratifié muqueux* et affecte la forme de l'épithélium urétral (Ueberganseepithel des Allemands). Le passage de l'un à l'autre se fait sans transition.

L'épithélium a un aspect normal et n'a pas subi la dégénérescence cornée.

La paroi, très plissée par endroits, présente des papilles très basses et très larges.

OBSERVATIONS XXXIX et XL (1).

W. de Bary. — *Ueber zwei Fälle von Cysten in der Wand der weiblichen Harnröhre.*

(*Virchow's Arch.*, 1886, vol. CVI, p. 65 à 80, 1 pl.)

1er *cas.* — Anna V..., âgée de 1 an. Parfaitement bien

---

(1) Aman Routh L.19 décrit trois cas de kystes peri-urétraux siégeant dans la paroi postérieure de l'urètre.

Dans aucun cas l'auteur ne fait mention d'examen histologique, mais il décrit la paroi comme tomenteuse et dépourvue d'épithélium.

Nous n'avons pas pu publier ces trois observations, les comptes rendus de la Société Obstétricale de Londres n'en donnant pas le détail.

portante. Un jour elle se met subitement à se plaindre. Sa mère l'examine et remarque une petite tumeur rougeâtre entre les lèvres. Elle apporte son enfant à la clinique.

Examen. — A la vulve, petite tumeur fluctuente, molle, allongée, longue d'environ 3 centimètres. Elle est fixée au-dessous et tout près de l'urètre, entre le méat et le vagin. Sous la tumeur, qui pend au-devant de la vulve, le doigt trouve un orifice vaginal normal.

Excision. — Il s'écoule à la section un peu de liquide albumineux.

A l'examen de la tumeur extirpée on remarque que, lors de son ablation, on a dû enlever un peu de la paroi urétrale. A sa partie antérieure, à la droite de la section du pédicule, se voit un petit orifice, correspondant au canal para-urétral droit.

Examen histologique. — Le liquide contenait une certaine quantité de cellules aplaties avec des noyaux ovalaires, cellules dont le prótoplasma était en partie kératinisé.

Les parois du kyste, de nature conjonctive, très infiltrées, pleines de vaisseaux, sont tapissées d'un épithélium stratifié, à cellules allongées, ressemblant à celles de l'urètre (Uebergangsepithel, épith. de transition), mais plus régulières, plus allongées, sur deux ou trois couches.

L'épithélium urétral, qui tapisse une partie de la paroi externe de la tumeur est typique et normal.

De Bary pense à une tumeur développée au niveau d'un canal de Skene.

2e *cas.* — Recueilli par le professeur GRAWITZ.

Cadavre d'une jeune fille de 23 ans. A l'autopsie, on constate une dilatation chronique de la vessie, des uretères, de l'urètre, avec néphrite chronique interstitielle et parenchymateuse. Toutes ces lésions ont été produites par une rétention mécanique des urines, due à la compression de l'entrée de l'urètre par un kyste du volume d'un œuf d'oie, situé entre ce canal et le vagin. Le kyste affleure le vestibule, commence directement au méat et s'étend dans la paroi urétro-vaginale. Il forme une grosse tumeur dans la paroi supérieure du vagin.

Le contenu du kyste est clair, aqueux. L'autopsie ne put déterminer si ce kyste provenait du vagin ou de l'urètre. En tout cas, la paroi urétrale ne montrait aucun diverticule et aucune communication avec le kyste.

Examen histologique. — Le kyste est tapissé de belles cellules polygonales, régulières, aplaties, en tout semblables à celles qui constituent l'épithélium vésical. L'épithélium du vagin était absolument différent de celui du kyste.

OBSERVATION XLI

CHÉRON. — *Volumineux calcul développé dans un kyste du vagin, ouvert dans l'urètre, etc.*

(*Gaz. des hôp.*, 1887, p. 429.)

Femme adulte portant un kyste profond du volume d'une petite pomme, aplati latéralement, situé sur la paroi supérieure du vagin et proéminent à l'entrée de la vulve.

Cette tumeur qui amenait l'occlusion complète de la vulve, n'était pas douloureuse. Sa compression déterminait une incontinence d'urine passagère.

Ce kyste se rompit dans l'urètre et se transforma en poche urineuse qui guérit spontanément.

Donc pas d'examen histologique.

La poche présente dans sa partie supérieure (urétrale) un diverticule permettant le passage d'une sonde cannelée.

OBSERVATION XLII

DELORE. — *Kyste du méat urinaire.*

(Comptes rendus des séances de la *Soc. méd. de Lyon*, 1867-68, p. 111.)

Petite tumeur qui se présente lors de l'accouchement pendant l'application du forceps, fluctuente, siégeant à la partie inférieure du méat.

A l'excision, on trouve une poche pleine d'une matière à demi molle, foncée, analogue à de la matière fécale, sans odeur.

Pas d'examen microscopique.

OBSERVATION XLIII

Duplay. — *Contribution à l'étude des maladies de l'urètre de la femme.*

(*Arch. gén. de méd.*, 1880, juillet, 6e série, p. 12.)

Mme P..., a eu 3 accouchements normaux.

A la suite du 2e accouchement, il y a *vingt* ans, la malade a remarqué en se levant, dans le lieu même où il existe aujourd'hui, une tumeur, formant saillie du volume de l'extrémité du petit doigt absolument indolente. Cette saillie ne subit aucune modification à la suite des accouchements.

Il y a 7 ans, la malade, sans cause apparente, eut une crise de vives douleurs au niveau de ses parties génitales externes, consistant surtout en un grand besoin d'uriner ; en même temps la tumeur augmente de volume et devient douloureuse, dure, tendue. La crise se termine par l'émission d'une grande quantité d'urine.

Examen. — Immédiatement en arrière du méat qui est légèrement refoulé en avant, on trouve une tumeur du volume d'une noix, arrondie, rénitante, fluctuente, recouverte par la muqueuse vaginale saine. Elle est irréductible et légèrement sensible à la pression.

Une sonde pénètre dans la vessie sans rencontrer d'obstacle. Mais, si on se sert d'une sonde à bec et qu'on lui fasse parcourir la paroi inférieure, on entre dans la tumeur et il s'écoule du muco-pus.

Excision de la poche, suture de la plaie urétrale.

OBSERVATION XLIV

ENGLISH J. — *Ein Fall von einer Cyste in der Wand der weiblichen Harnröhre.*

(*Wiener Med. Presse*, 1881, p. 599 et 634.)

Femme de 35 ans. Deux accouchements. Il se développa chez elle, dans l'espace d'environ deux ans, une tumeur à située l'entrée du vagin, s'étendant dans la grande lèvre droite, sans occasionner d'autre douleur qu'une légère brûlure urétrale. La tumeur atteignit ainsi le volume d'une noix, sans être soumise à aucun traitement, sinon une incision pendant le dernier accouchement de la malade. A la suite de cette incision, quelque temps après l'accouchement, la tumeur reprenait son volume primitif, et, comme les douleurs au niveau de l'urètre augmentaient, la malade voulut s'en débarrasser.

Examen. — Tumeur de 6 centimètres sur 4 centimètres et demi de large, partant de la symphyse pubienne à l'extrémité inférieure de la grande lèvre droite. Sur la gauche, elle atteint la ligne médiane. La grande lèvre est tendue ; le sillon entre elle et la petite lèvre est comblé, le tout formant triangle à base supérieure, à sommet inférieur. La petite lèvre, sur le milieu de la tumeur, détermine une sorte de crête. Le clitoris est rejeté en haut et à gauche ; l'ouverture de l'urètre, qui se présente sous la forme d'une petite fente, se trouve porté en haut et à gauche, semble sortir de la tumeur et s'enfoncer dans celle-ci, en présentant une courbe dont la convexité est tournée à gauche. La paroi vaginale est quelque peu bombée.

Les téguments de la tumeur, du côté de la grande lèvre, sont normaux, mais ils sont fortement épaissis du côté des petites lèvres, du vagin, de l'urètre. La tumeur elle-même était fixée par un large pédicule à la symphyse pubienne ; elle correspond à la partie droite du méat, et se trouve être mobile dans toutes les directions. Fluctuation très nette. Le cathétérisme se fait librement, il n'y a obstacle que immédiatement à la sortie.

Incision. Liquide filant, jaunâtre, muqueux. Une observation plus attentive démontra que la paroi entre la cavité kystique et la paroi urétrale était si mince qu'on pouvait voir la sonde au travers. La paroi urétrale suit la cavité du kyste sur toute sa longueur, jusqu'à la symphyse.

La paroi est très mince, absolument lisse.

Pas d'examen microscopique.

Englisch croit à un kyste par rétention dans l'une des glandes qui entourent l'urètre.

OBSERVATION XLV

FOURNAISE. — *Kyste du vestibule de la vulve.*

(*Bull. Soc. anat.*, 1876, p. 427-430.)

B..., âgée de 40 ans, multipare, bien constituée, a eu son dernier enfant il y a 8 ans. Ses accouchements ont été normaux. Pas de maladies antérieures.

Peu après son dernier accouchement, cette dame s'aperçut de l'existence d'une tumeur de la grosseur d'une lentille située un peu à gauche et au-dessous du point où les petites lèvres se réunissent pour former une sorte de capuchon au clitoris. Pensant que cette tumeur pouvait disparaître d'elle-même, la dame B... hésita toujours à s'en faire délivrer; comme la tumeur augmentait de volume d'une manière croissante et apportait par son poids et les douleurs dont elle était le siège, une gêne manifeste aux rapports sexuels, la malade consulta son médecin qui se borna à faire une ponction explorative et remit l'opération à une date ultérieure.

Le 27 janvier, la dame B... se présenta à notre consultation. La simple inspection de la région nous fit reconnaître un kyste de la grosseur d'un œuf de dindon pendant au-devant de la vulve.

La forme était parfaitement ovoïde, la grande circonférence avait 0^m,155, la petite un peu moins de 0^m,13.

Le pédicule, d'une largeur moyenne de 0^m,06 avait un diamètre de 0^m,01 au niveau de la racine ; il atteignait environ 0^m,025 au niveau de son insertion à la poche kystique. La petite lèvre gauche, doublée de volume et adhérente au pédicule dans la presque totalité de sa face interne, ne présentait dans toute sa longeur qu'une crête libre de 0^m,003 à 0^m,004 de largeur. La paroi du kyste était manifestement enflammée surtout au niveau de sa grande courbure.

Ablation. Guérison au quinzième jour.

Contenu : le kyste contient une certaine quantité d'une matière filante, albuminoïde, mélangée à du pus verdâtre, très fétide.

Examen histologique. — Durcissement à l'alcool. Enrobage à la gomme. Coloration au picro-carmin.

Couche externe : couche cutanée normale.

Couche moyenne : épaisse de 5 à 6 millimètres, derme et tissu cellulaire, très vasculaire surtout à la partie interne, infiltré de globules blancs.

Couche interne : « une couche unique de cellules cylindro-coniques, à laquelle adhèrent ça et là des amas de globules du pus. »

Fournaise pense à un kyste d'origine glandulaire.

OBSERVATION XLVI

JOHNSTON. — (*Amer. J. of Obstetrics*, nov. 1887.)

Quatre kystes en chapelet de haut en bas sur la moitié droite de la paroi antérieure du vagin. Le plus inférieur siège immédiatement en arrière du méat urinaire.

Résection. Le kyste sous-urétral avait un contenu hématique.

Examen histologique. — Parois : tissu conjonctif et fibres lisses.

Épithélium : une seule couche de cellules cylindriques *sans cils* parfois très inclinées sur la surface ; en quelques points épithélium stratifié de plusieurs couches.

L'auteur croit à l'origine gartnérienne.

OBSERVATION XLVII

LAWSON TAIT. — (*Lancet*, 30 oct. 1876, t. II, p. 625.)

Mme B., mère d'une nombreuse famille, souffrait depuis des années d'une tumeur saillante au niveau de la vulve, ayant environ le volume d'un œuf et extrêmement douloureuse. Elle rendait de grandes quantités d'un pus fétide par la vessie. La tumeur avait l'aspest d'une cystocèle, mais elle était irréductible, très dure et quand on la pressait un peu fort une grande quantité de pus ammoniacal fétide s'échappait de l'orifice de l'urètre.

Une sonde, introduite dans l'urètre, entrait dans un diverticule de ce canal.

Opération. — On se trouve devant une poche irrégulière, rugueuse, avec un orifice communiquant avec l'urètre, permettant l'introduction d'une sonde 9 ou 10 (filière anglaise) ; il était situé à la partie inférieure de l'urètre.

Toute la poche fut enlevée, la muqueuse vaginale réunie et la guérison suivit.

L. Tait n'a jamais rencontré de fait semblable et pense que ce kyste est d'origine congénitale.

OBSERVATION XLVIII

LARCHER. — (in *Thèse* de Lemoine. Paris, 1866.)

Femme de 58 ans, qui présentait au niveau du méat une petite tumeur peu douloureuse ressemblant à un cœur, inclinée à gauche, la pointe faisant saillie entre les petites lèvres. La base paraissait se continuer avec la bulbe du vagin. La tumeur était divisée en deux par un sillon peu profond. Sa teinte variait du rose au rouge.

Excision, suivie d'hémorragie abondante.

Gubler reconnut au microscope qu'il s'agissait d'un adénome.

Malheureusement pas d'autres détails sur l'examen histologique.

OBSERVATIONS XLIX et L

NICAISE. — (in *Thèse* de Garnier Mouton. Paris, 1876.)

1er *Cas.* — Mme B..., 28 ans ; petite tumeur sessile, non douloureuse, s'implantant sur la paroi postérieure de l'urètre. Volume d'une noisette. Consistance dure ; même coloration que la muqueuse ; surface lisse. Ponction avec pointe d'un bistouri : il s'en écoule un liquide épais et noir, de consistance graisseuse. Guérison.

2e *Cas.* — Mme X..., 40 ans. A l'entrée du méat, petit kyste du volume d'une noisette existant depuis quinze mois ; non douloureux. Forme arrondie ; surface lisse, régulière ; reflet bleuâtre. Ponction au bistouri : matière visqueuse, jaune verdâtre.

Cautérisation. Guérison.

Pas d'examen histologique.

OBSERVATIONS LI et LII

PRIESTLEY. — (*British Med. Journ.*, 1869, t. VIII.)

1er *Cas.* — Jeune femme qui s'aperçut, au huitième mois de sa grossesse, d'une tumeur à l'orifice vaginal, absolument indolente.

Au moment du travail, cette tumeur saillait à la paroi antérieure du vagin. La tête, en passant, la comprima ; elle se rompit dans l'urètre par lequel s'écoula une certaine quantité d'un liquide épais.

Le lendemain, la tumeur reparut : le sac s'était empli d'urine. Cette urétrocèle suppura, la malade ne voulut néanmoins pas se faire opérer.

2e *Cas.* — Priestley fut appelé, en 1868, auprès d'une malade approchant de la ménopause, ayant eu deux enfants et se plaignant de grandes douleurs au niveau des organes génitaux externes avec gêne de la miction. Urines troubles, déposant beaucoup, contenant une grande quantité d'albumine.

Au toucher, on constate une tumeur du volume d'un demi-œuf à l'entrée du vagin, reposant par une large base sur la paroi postérieure de l'urètre. Cette tumeur est fluctuente, mais ne se modifie pas par la pression. Une sonde passe directement dans la vessie.

Un jour, la malade ressentit un grand soulagement à la suite de l'issue d'une urine mélangée d'une matière grasse qui, surnageant et se solidifiant par le froid, ressemble à de la cire.

A l'examen de cette matière on trouve, au sein de la graisse, des débris épidermiques. Elle ressemble donc au contenu des kystes sébacés, mais plus dense.

La tumeur a diminué de volume, mais quand on la presse, on fait de nouveau sortir de la graisse. Fait curieux, la matière grasse ne sort qu'avec l'urine et non directement à la pression : il est donc probable que l'orifice qui communique avec l'urètre a une forme valvulaire.

La malade ne consentit pas à se faire opérer.

Priestley croit dans l'un et l'autre cas à des kystes sébacés.

OBSERVATION LIII

TROQUART. — *Contribution à l'étude des tumeurs de l'urètre chez la femme.*

(*Journ. de méd. de Bordeaux*, 1886, p. 249.)

Le Dr Troquart fut appelé d'urgence auprès d'une dame âgée de 45 ans pour rétention aiguë d'urine. En sondant, il remarqua une petite tumeur située au niveau du méat urinaire qui obstruait le canal. Celui-ci était aussi comprimé profondément, puisque la sonde trouva une résistance à son passage. La tumeur avait le volume d'une noisette, était pédiculée et s'implantait à la circonférence inférieure du méat ainsi qu'à la face inférieure du canal sur une longueur de 1 centimètre.

Ablation. Pas d'hémorragie sérieuse.

Examen histologique (Arnozan). — La tumeur est divisée en deux parties par une mince cloison, ce qui fait qu'elles ne communiquent pas entre elles.

Au microscope on constate dans les grandes cavités, des cavités secondaires, aplaties, accolées aux parois. Celles-ci sont conjonctives, très infiltrées par endroits. Epithélium cylindrique régulier.

« L'origine de ces kystes serait restée douteuse pour nous, si nous n'avions pas eu la bonne fortune de voir sur une coupe une cavité glandulaire, *revêtue du même épithélium,* s'ouvrir à l'extérieur. Sur les bords du canal excréteur, on voyait peu à peu les cellules cylindriques succéder aux cellules du corps muqueux de Malpighi qui tapissaient l'extrémité superficielle du conduit. Il est dès lors logique d'admettre que les kystes en question ne sont autre chose que des culs-de-sac glandulaires dilatés. »

Un point important dans ce cas : la rétention d'urine cessa immédiatement après l'ablation du kyste : cependant le volume de celui-ci ne pouvait pas occasionner une occlusion du canal : il provoquait donc une rétention spasmodique.

OBSERVATION LIV

Veit, (*Monatschr. f. Geb. und Gyn.*, 1897, p. 76.)

Kyste de la paroi urétro-vaginale, communiquant avec l'urètre par deux petits canaux.

Excision.

Examen histologique. — Le kyste est tapissé par un épithélium pavimenteux stratifié de même que les deux petits canaux.

Veit invoque l'origine gartnérienne, bien qu'il dise que la terminaison urétrale des canaux de Gartner soit exceptionnelle.

Discussion. — Les observations qui viennent d'être rapportées peuvent se diviser en deux classes : celles où l'examen histologique a été pratiqué et celles où l'on se trouve réduit au seul examen clinique.

Parmi les observations de cette dernière catégorie, on ne peut que formuler des hypothèses sur l'origine des cas de Chéron [L.3], de Duplay [L.5], de Nicaise [L.9], de Lawson-Tait [L.22], d'English [L.7]. Il est fort probable qu'ils proviennent des glandes prostatiques comme semblent l'indiquer leur situation et leur contenu.

Les kystes décrits par Priestley [L.17] avaient un contenu « ressemblant à de la graisse, avec des débris épidermiques ». Cependant leur volume, leur situation, l'absence de glandes sébacées profondes dans le septum urétro-vaginal, rappellent, non les kystes sébacés par rétention, mais plutôt les kystes dermoïdes. Toutefois, les détails de structure faisant défaut, on ne peut aller jusqu'à affirmer leur nature congénitale.

Parmi les cas suivis d'un examen histologique, les uns ont une origine bien déterminée, d'autres sont plus problématiques.

Nos cas et ceux de De Bary [L.1] étaient tapissés d'un épithélium en tout semblable à celui que Skene [F.5], Max Schüller [F.7], décrivent au niveau des canaux periurétraux (1) : épithélium stratifié à cellules en forme de coin (Uebergangsepithel de Max Schüller). C'est donc très probablement dans une dilatation de ces canaux qu'il faut chercher l'origine de ces kystes. Notons que dans l'un de ces cas (cas 1 de De Bary) la tumeur portait sur sa partie antérieure un petit orifice, entrée du canal de Skene droit ; le canal de Skene gauche ne se voyait pas, ayant donné lieu à la formation kystique.

Dans son cas, Troquart [L.23] croit qu'il s'agit d'un kyste glandulaire développé dans l'une des glandes prostatiques : l'épithélium si régulier, sur une seule couche, le fait d'être biloculaire et surtout le canal excréteur allant s'ouvrir à l'intérieur de l'urètre, en effet, parlent en faveur d'un kyste par rétention glandulaire.

Fournaise [L.8] attribue une origine analogue au kyste observé par lui et développé sur une région peu commune, au milieu du vestibule. Mais ici, on ne peut plus invoquer les glandules prostatiques, toutes situées à la

---

(1) Dans notre cas il y avait en outre un épithélium pavimenteux stratifié : on peut expliquer sa présence par le fait que l'épithélium pavimenteux vestibulaire se continue sur une certaine longueur dans les canaux de Skene.

partie inférieure de l'urètre. Il faut donc attribuer l'origine de ce kyste à une de ces glandes mucipares décrites dans cette région, puisque sa croissance rapide à la suite d'un accouchement n'est pas favorable à une origine wolffienne.

Cette origine a été attribuée par JOHNSTON [L.11 bis] et par VEIT [L.25] aux cas qu'ils signalent.

Nous renvoyons plus loin pour leur discussion (voir p. 156-157).

CHAPITRE V

KYSTES A ÉPITHÉLIUM CILIÉ

Nous avons réuni les six cas de kystes à épithélium cilié qu'il nous a été donné de recueillir. Nous les faisons précéder d'une observation inédite, qui nous a été fournie par le Dr Pichevin, la seule, nous semble-t-il, de kyste vestibulaire de ce genre.

Nous ferons remarquer que les kystes à épithélium cilié sont exceptionnels et la preuve en est que, dans la littérature médicale, nous n'avons pu relever que cinq cas développés au niveau du vagin (Poupinel) et six cas au niveau de la vulve.

Vestibule.

OBSERVATION LV (inédite).

(Voir planches II et III).

Marie P..., 48 ans, est entrée à l'hôpital Necker, service du professeur Le Dentu, le 29 juillet 1896.

La malade a eu plusieurs enfants; mais elle n'est plus réglée. Elle s'est aperçue il y a sept ou huit ans de l'existence d'une petite tumeur aux parties génitales. Peu à peu, sans douleurs, sans gêner le coït, la tumeur s'est développée jusqu'à atteindre le volume d'une noix. Depuis quinze à dix-huit mois elle s'est plus rapidement accrue et, bien que toujours indolore, gêne la marche.

Examen. — On constate que la malade porte, très proéminente entre les grandes lèvres (voir planche III, fig. 1), une tumeur arrondie, du volume d'un œuf de pigeon (4 centimètres sur 5 centimètres). Elle paraît, à première vue, située sur la ligne médiane; mais un examen plus attentif montre qu'elle se trouve à gauche, occupant le tiers *supérieur* de la petite lèvre gauche qu'elle emplit entièrement et empiète sur le vestibule, entre le clitoris, refoulé à droite, et le méat, caché sous la tumeur. Le kyste ne s'étend pas dans la grande lèvre.

La surface de la tumeur est normale, montre quelques varicosités, se trouve constituée par les téguments de la petite lèvre et, sans ligne de démarcation, à sa partie interne, par la muqueuse vestibulaire.

Le reste de l'appareil génital n'offre rien de pathologique : vulve flétrie, petite lèvre droite et 3/4 inférieurs de la petite lèvre gauche normaux ; utérus petit, atrophié.

Opération le 30 *juillet.* — Incision des téguments en tranche de melon. L'énucléation, assez facile en avant, est plus difficile en arrière, car le pédicule de la tumeur s'enfonce assez profondément du côté de la branche ischio-pubienne, ce qui rend la décortication du kyste assez délicate. Sutures à deux plans. Réunion par première intention sans drainage.

Guérison complète ; la malade sort de l'hôpital le 7 août, huit jours après son entrée.

Examen de la pièce. — Tumeur arrondie, à surface externe fibreuse, excepté au niveau de la tranche cutanée.

Contenu un peu crémeux, mi-solide, blanchâtre. Ne montre à l'examen microscopique ni cristaux de cholestérine, ni vésicules adipeuses. On n'y trouve aucun élément figuré.

L'examen bactériologique, pratiqué par M. Auguste Pettit, a été négatif. L'examen direct du contenu, coloré au bleu de méthylène n'a montré aucune bactérie. Les ensemencements sur gélose et dans le bouillon n'ont donné aucun résultat. Enfin l'inoculation au cobaye n'a pas amené de réaction.

Examen microscopique (1). — Pièce fixée à l'alcool, montée à la paraffine, coupée en série, colorée à l'hématoxyline-éosine.

Les coupes ont porté sur plusieurs parties de la paroi kystique ; elles présentent donc certaines différences.

D'une manière générale la paroi du kyste est formée de trois portions distinctes :

1° Épithélium de la surface labiale ; 2° Stroma ; 3° Épithélium kystique.

1° *Épithélium de la surface.* — Ne présente rien de particulier : épithélium pavimenteux stratifié du type malpighien ordinaire, reposant sur un chorion dermo-papillaire normal.

2° *Stroma.* — Tissu conjonctif lamelleux assez dense. Contient de nombreux vaisseaux normaux, mais entourés d'un manchon de cellules embryonnaires. Cette infiltration leucocytique est surtout développée tout contre la limite interne du kyste, à la partie que nous verrons être dépourvue d'épithélium ; elle forme en cet endroit une nappe assez dure pour rappeler la constitution d'un follicule lymphatique. Ailleurs, on voit, disséminés dans le stroma, des nerfs nombreux et relativement volumineux ; ils sont normaux et accolés à des artérioles (voir pl. II, fig. 2).

Nous n'avons malheureusement pas fait subir de coloration spéciale pour déceler des fibres musculaires lisses : le stroma porte bien des éléments nucléaires allongés, rappelant très bien les noyaux en bâtonnet de la fibre lisse ; mais, comme ils peuvent représenter des noyaux de cellules conjonctives aplaties, nous préférons ne pas affirmer l'existence de fibres lisses.

---

(1) Nous devons les préparations à l'extrême obligeance de notre ami M. A. Pettit, sous-chef du Laboratoire de la Clinique chirurgicale de l'hôpital Necker.

Tout contre la paroi externe (labiale) dans le derme de l'épithélium malpighien, certaines coupes montrent une couche dense de glandes sébacées à l'état normal.

En somme, à part l'infiltration leucocytique ci-dessus signalée, le stroma n'offre rien de pathologique.

3° *Paroi interne du kyste.* — Cette paroi possède une structure assez complexe : elle présente une portion avec un revêtement épithélial, et une autre qui en est dépourvue.

Revêtement épithélial. — Le revêtement épithélial qui recouvre une surface plane ou bien tapisse de profondes plicatures, est, lui-même, assez complexe.

D'une manière générale domine un épithélium cubique, superposé sur trois à quatre couches, avec cellules supérieures munies d'un plateau et recouvertes par endroits d'une nappe dense de *beaux cils vibratiles.* A un fort grossissement (voir pl. II, fig. 2) on constate que les cellubes cubiques sont irrégulièrement disposées, peu différenciées entre elles, les unes allongées, les autres plus courtes, toutes munies d'un noyau arrondi ou ovalaire, situées à des hauteurs différentes. Il n'y a pas de membrane basale distincte, mais à la base de l'épithélium existe une traînée de cellules cubiques très petites, un peu séparées du reste de l'épithélium (1).

Ajoutons que partout où l'épithélium est cubique, cilié, sur deux ou trois couches, le chorion est normal, peu vasculaire, sans papilles.

Mais, si le recouvrement épithélial est cylindrique, cilié dans la plupart des coupes, sur d'autres il se présente sous une tout autre forme.

---

(1) KÜMMEL [I.11], dans un cas de kyste wolffien cilié du vagin, a signalé une traînée analogue. En outre, KÖLLIKER [C.11], HENLE et récemment TOURNEUX et HERRMANN [M.34 bis], ont signalé sous le revêtement cylindrique de l'épididyme, immédiatement à la base des cellules ciliées, une rangée de cellules plus petites, à gros noyau, à mince protoplasma, qui seraient des cellules de remplacement. Nous nous demandons, dans l'hypothèse d'un kyste wolffien, si la traînée épithéliale que nous signalons n'aurait pas quelque analogie avec une couche profonde de cellules épididymaires.

Sur certaines préparations on constate en effet qu'il est nettement *pavimenteux stratifié,* avec assise régulière de cellules basales, surmontées d'autres de plus en plus aplaties.

Ailleurs, à l'endroit où la paroi du kyste présente de profondes invaginations, l'épithélium est stratifié, et les cellules qui le composent ne sont pas pavimenteuses, mais polymorphes; quelques-unes, les plus superficielles, sont muqueuses.

Toutes ces formes, épithélium stratifié cubique cilié, épithélium pavimenteux stratifié, épithélium muqueux se retrouvent sur la même préparation, et on peut suivre le passage entre l'une et l'autre.

Sur la plupart des préparations, faisant immédiatement suite à l'épithélium cubique cilié et surmontant cette partie du stroma qui est infiltré, l'épithélium est tombé. Sur certaines d'entre elles on en peut reconnaître la cause : il reste, en effet, accolées directement au stroma, quelques cellules ayant subi une complète dégénérescence.

Des fragments de cette partie de l'épithélium ont été spécialement colorées à la méthode de *Benda,* après avoir été fixés au liquide de *Lindsay*. Ils ont donné les images suivantes (voir Pl. II, fig. 1):

Toute la couche épithéliale est considérablement épaissie et a subi entièrement une dégénérescence fibro-graisseuse.

A un fort grossissement, on constate que les cellules épithéliales sont dissociées soit par des faisceaux fibreux venant du stroma et colorés en bleu, soit par une masse de dégénérescence amorphe qui comble les vides laissés par les fibres et les cellules.

Les cellules épithéliales sont pour la plupart transformées en masses vésiculeuses, dont le protoplasma porte des particules graisseuses sous forme de grains noirâtres. Le noyau reste arrondi, encore nettement visible, portant un ou deux nucléoles bien colorés par la safranine. D'autres cellules ont perdu leur enveloppe et le contenu s'est déversé au dehors.

Par endroits, entre les cellules dégénérées, existent des îlots de cellules jeunes, petites, arrondies, à noyau coloré en rouge brillant par la safranine.

Quelques petits vaisseaux existent à la limite entre l'épithélium dégénéré et le stroma ; ils contiennent des globules rouges.

Disons pour terminer, que, en outre de la portion du kyste où l'épithélium est tombé par suite de la dégénérescence que nous venons de décrire, il existe une autre portion qui paraît en être primitivement dépourvue et où le stroma lui-même limite l'intérieur du kyste. La démarcation entre la portion épithéliale et la portion nue est très nette et on ne saurait ici invoquer une chute accidentelle ou pathologique. En effet, l'épithélium, au lieu de se couper simplement, se contourne en un véritable peloton, qui vient s'enchâsser dans le tissu conjonctif ou bien diminue peu à peu de hauteur et se perd insensiblement dans la profondeur du stroma (voir Pl. III, fig. 2).

Il semblerait donc que, sur certaines parties du kyste, on ait affaire non à un revêtement épithélial continu, mais à de véritables plaques ou à des caps épithéliaux limités d'avec le stroma nu par un pourtour bien tranché.

Comme conclusion :

Kyste à parois mi-partie nues, mi-partie revêtues d'un épithélium sur chorion sans papilles et sans muscles. Épithélium variable, surtout cubique, stratifié, cilié, mais aussi pavimenteux stratifié ou stratifié muqueux.

Grandes lèvres.

OBSERVATION V (voir page 72).

LAGRANGE. — *Kyste congénital de la grande lèvre développé aux dépens du feuillet externe et de l'origine du canal de Müller.*

(*Journal de méd. de Bordeaux*, 1883.)

Mlle X..., 27 ans, d'une bonne constitution, porte depuis sept ans environ une tumeur de la vulve. En 1878, elle s'aperçut par hasard que la grande lèvre droite présentait un volume exagéré. Ce volume s'accrut jusqu'en 1881, époque à laquelle la malade put constater facilement l'existence d'une tumeur de la grosseur d'une noisette, indolore et ne gênant en rien la marche ni les fonctions génitales. Un médecin, consulté, crut reconnaître une affection kystique de la glande vulvo-vaginale. En 1883, Mlle X..., hémorroïdaire et constipée, vit, sous l'influence de quelques efforts de défécation, se produire un léger écoulement ressemblant à des pertes leucorréiques et provenant (?) du kyste, qui conserva néanmoins toutes les dimensions et sembla rester stationnaire jusqu'au mois de mars 1885. A cette époque, la malade consulta, pour une métrite chronique, l'un de nos excellents collègues de la Faculté qui, frappé par le volume considérable de la grande lèvre, lui proposa de la débarrasser de son kyste et, dans ce but, pratiqua le 7 mai 1885, une ponction évacuatrice suivie d'une injection au chlorure de zinc. Le lendemain et le surlendemain, la réaction était assez modérée pour que la malade ne craignît pas de se livrer au coït ; immédiatement après, gonflement et rougeur de la grande lèvre, et Mlle X... dut garder le lit pendant 3 semaines. Huit jours plus tard nouvelle injection au chlorure de zinc. A partir de ce moment, il se forme successivement dans la grande lèvre correspondante trois abcès ; le premier fut ouvert au bistouri et les deux autres avec l'aspirateur Dieulafoy. Après quelques accidents locaux et même généraux, tout rentre dans l'ordre, sauf la tumeur dont l'accroissement continue. Au mois d'octobre 1885 elle atteint le volume d'un œuf de poule et occupe presque toute la hauteur de la grande lèvre. Elle est allongée, régulièrement ovoïde et glisse avec facilité dans le tissu cellulaire de la région. Ni la peau, ni la muqueuse vaginale n'adhèrent à sa surface ; elle s'enfonce assez profondément du côté de l'*ischion* et présente à ce niveau sa plus grande épaisseur et son volume maximum. Il est impossible de trouver l'orifice par lequel, autrefois, se serait produit l'écoulement leucorréique.

Le 20 octobre 1885, je pratique l'extirpation de cette poche kystique que je croyais formée aux dépens de la glande vulvo-vaginale ; pendant la dissection de la poche, celle-ci se rompit et il s'en est écoulé un liquide blanchâtre sans odeur spéciale. La plaie suturée, drainée et pansée selon les règles listériennes, guérit très rapidement. La guérison s'est depuis maintenue.

Examen anatomique du kyste. — Le contenu liquide, blanchâtre et laiteux de ce kyste n'a pu être examiné chimiquement, mais cette lacune est, dans l'espèce peu regrettable, parce que l'analyse n'aurait pu fournir que des renseignements incertains, à cause des inflammations suppurées dont la poche avait été le théâtre et des injections caustiques faites dans le but de l'oblitérer.

L'examen de la paroi présente, au contraire, un intérêt et une utilité de premier ordre.

Cet examen révèle la présense d'une coque fibreuse, épaisse de 2 à 3 millimètres, contenant un très grand nombre de vaisseaux dont quelques-uns d'un très gros calibre.

La face interne de cette enveloppe présente un revêtement épithélial dans lequel on rencontre à la fois, fait extrêmement curieux : 1° de l'épithélium pavimenteux stratifié ; 2° de l'épithélium cylindrique à *cils vibratiles*. Le raclage de la surface du kyste montre, dans la même préparation, ces deux ordres d'éléments anatomiques ; mais c'est surtout sur les coupes perpendiculaires à la paroi et comprenant toute son épaisseur que nous avons pu faire une étude attentive de la structure de cette poche kystique.

Les coupes ont été colorées au carmin boraté, montées dans le baume et la glycérine ordinaire. Elles ont porté sur divers endroits et présentent entre elles, avec des points communs, des différences essentielles.

La paroi conjonctive est à peu près la même sur toutes les coupes ; le revêtement épithélial, seul, est très dissemblable.

La tunique conjonctive est constituée par des éléments fasciculés adultes pour la plupart. On y reconnaît quelques rares *fibres musculaires lisses*. Les vaisseaux y sont extrêmement nombreux et, de plus, particularité importante, on retrouve sur beaucoup de points les culs-de-sac de la glande vulvo-vaginale. Ces cavités glandulaires, coupées à des niveaux variables, donnent les figures classiques des glandes en grappes, sectionnés dans le sens transversal. On n'y remarque d'ailleurs aucune altération pathologique.

Les parties les plus internes de la paroi sont infiltrées de cellules embryonnaires jeunes, démontrant une inflammation relativement récente. On peut admettre qu'elle résulte des injections caustiques et de la suppuration intra et péri-kystique qui en fut la conséquence.

Le revêtement épithélial qui donne à cette observation un grand intérêt, présente deux variétés :

a) Épithélium cylindrique à *cils vibratiles*.

b) Épithélium pavimenteux stratifié.

A) Les coupes qui contiennent de l'épithélium à cils vibratiles sont celles qui ont été prises à la partie inférieure de la tumeur, c'est-à-dire du côté de l'ischion. Elles portent un revêtement continu mais d'épaisseur inégale selon les endroits où on l'examine. Partout il en existe plusieurs couches et, dans beaucoup de points le nombre en est très multiplié : on peut en compter jusqu'à dix et douze. La première rangée de cellules, c'est-à-dire celle qui repose directement sur la paroi conjonctive, est régulièrement disposée ; les épithéliums ont tous un gros noyau, fortement coloré par le carmin ; ils sont pressés les uns contre les autres et forment une ligne continue montrant bien l'indépendance des deux tuniques, conjonctive et épithéliale, qui constituent le kyste. Sur cette première rangée s'appuient les autres couches formées de cellules imbriquées, plus ou moins développées et de forme irrégulière. Les plus externes possèdent presque toutes un plateau très apparent couvert de *cils vibratiles*.

Ces cils sont aussi nets et aussi faciles à voir que ceux qu'on obtient en anatomie normale ; sans doute on ne les trouve pas sur tous les épithéliums à plateau, mais ceci s'explique aisément par l'histoire chirurgicale de cette tumeur. Il suffit d'ailleurs qu'on les voie nettement sur quelques points, pour que l'intérêt de cette observation atteigne immédiatement de grandes proportions et sur leur existence aucun doute n'est possible, puisqu'elle a été constatée par MM. Arnozan, Planteau, Bouchard et Coyne, dans le laboratoire d'anatomie pathologique de la Faculté.

B) Les autres coupes portent un épithélium pavimenteux stratifié. La première couche reposant sur le premier plan fibreux n'est autre qu'une couche malpighienne reconnaissable à l'abondance de l'éleidine et à la disposition classique des cellules ; sur cette couche malpighienne s'appuient, tassées en couches nombreuses, des cellules imbriquées présentant un noyau d'autant plus pâle qu'elles sont plus rapprochées de la cavité kystique. Bref il s'agit évidemment d'un feuillet émané du feuillet externe.

OBSERVATION VI (voir p. 72)

MERTZ. — (*Thèse* de Breslau (obs. XI), 1885.)

Hélène M., 55 ans.

Kyste du volume d'un œuf d'oie de la grande lèvre droite. La malade, déjà à l'âge de 30 ans, avait remarqué que sa grande lèvre augmentait de volume, sans qu'elle ait, toutefois, jamais ressenti de douleurs.

La tumeur est lisse et porte sur sa surface la petite lèvre sous forme d'une crête de coq. Elle remonte en haut jusqu'à la symphyse. La partie de la tumeur, qui regarde la cuisse gauche (sa portion interne) est recouverte par la muqueuse du vagin qui sort de la vulve.

La tumeur envahit toute la grande lèvre droite.

Les deux petites lèvres, normales, se terminent au niveau d'un clitoris légèrement grossi.

La palpation, pratiquée un doigt dans le vagin, un doigt sur la tumeur labiale, révèle une fluctuation très nette. Pas de réduction.

Ablation.

Examen histologique. — L'épithélium est composé d'une couche d'étroites cellules en forme de coin, recouvert du côté de l'intérieur du kyste par un plateau fortement brillant, montrant de magnifiques cils bien nets.

OBSERVATIONS XVII et XVIII (voir page 84)

KÜMMEL. — *Ueber Cystische Bildungen in der Vagina.*

(*Arch. f. path. Anat.*, 1888, vol. 114, p. 425-426.)

1er *cas*. — Jeune fille de 15 ans. Kyste appendu à l'extrémité de la petite lèvre, arrondi, d'environ 4 centimètres de diamètre, transparent. Téguments ridés, quelque peu pigmentés.

Le kyste est incisé. Paroi interne plissée, comme villeuse.

Examen histologique pratiqué par le Pr v. Recklinghausen. Cet examen montra que le kyste était tapissé en entier avec un épithélium à *cils vibratiles*. Partout où la paroi fut examinée, on trouva la même constitution.

La paroi, épaisse de 5 demi-millimètres est tapissée en dehors par l'épithélium pavimenteux stratifié des petites lèvres, qui contient dans ses couches profondes une assez grande quantité de pigment. Les papilles sont comme aplaties. La paroi présente un tissu compact, riche en éléments nucléés, avec quelques fibres élastiques ; çà et là quelques faisceaux de *muscles lisses.*

La paroi interne est villeuse, portant partout un bel épithélium cylindrique. L'épithélium est constitué de plusieurs rangées d'étroites et hautes cellules dont quelques-unes ne vont pas affleurer la surface, sans cependant différer beaucoup dans leur forme des autres éléments cellulaires. Les cellules présentent un contour bien net, et portent une rangée (8 à 10) de longs et fins cils. Le noyau de la cellule est bien développé prenant presque toute l'épaisseur de la cellule. L'épithélium tapisse toute la paroi villeuse du kyste, ne montrant aucune invagination profonde.

Du reste l'intérieur de cette paroi ne présente aucune trace d'invagination épithéliale : la base de la tumeur fut spécialement examinée sans donner aucun résultat. Sur les côtés du kyste on trouve les glandes sébacées habituelles de la vulve, mais normales.

2e *cas.* — Pièce d'autopsie.

Petite lèvre, contenant un kyste arrondi, légèrement aplati, ayant de 8 à 11 millimètres de long. Contenu caséeux, blanchâtre. Sur l'une des préparations, après dissociation dans la glycérine, on trouve des cellules adipeuses arrondies, quelques rares cellules plates, une masse de détritus, et des bactéries. On peut aussi constater quelques petites cellules cylindriques ayant à leur base des prolongements et, au côté opposé, un plateau portant plusieurs longs *cils vibratiles.*

Le kyste était situé au milieu de la base de la petite lèvre. La surface équatoriale de la tumeur montrait encore le plissement (Faltenbildung) de la superficie de la petite lèvre.

Toute la superficie du kyste est lisse et montre à la coupe une structure cornée.

La surface interne est lisse, brillante, très peu plissée.

Examen histologique. — A la coupe, la paroi externe est constituée par l'épithélium normal des petites lèvres, avec les couches profondes chargées de pigment. Ensuite vient un stroma conjonctif, dans lequel profondément s'engagent quelques conduits pleins.

L'intérieur est tapissé d'un épithélium dans lequel on ne rencontre pas les cellules cylindriques vues dans le contenu du kyste. Partout il y a un épithélium plat sur une seule couche dont quelques-unes portent des *cils vibratiles* distincts nombreux et puissants. Ici aussi, dans la paroi, on ne distingue aucune cavité épithéliale.

Hymen.

OBSERVATION XXIV (voir page 10)

Mme Ulesko Strogonova. — *Kystes de l'hymen et du vagin.* *(Journal des acc. et des mal. des femmes de Saint-Pétersbourg* (en russe), fév. 1894.)

C..., 18 ans, marié, depuis 2 ans, pas d'enfants, règles normales. Remarque depuis une année et demie, à l'endroit où fut l'hymen, une petite élevure qui grossit peu à peu.

A l'examen, à la surface externe de l'hymen (1) droit, on constate une tumeur élastique de la grosseur d'une noisette, commençant en bas sur la ligne médiane et allant jusqu'au bord supérieur de cette membrane. Tout près de celle-ci et en arrière d'elle, existe une seconde tumeur analogue, enchâssée dans les parois du vagin.

Ablation. Guérison.

Examen anatomique et *microscopique.* — 1° Le kyste de l'hymen contient un liquide brunâtre, couleur de café, qui, abandonné à lui-même, laisse tomber un résidu. Celui-ci, examiné au microscoque, décèle les éléments du sang, plus ou moins déformés, de la fibrine.

Le kyste, fixé à l'alcool, inclus à la paraffine, coloré au carmin boraté, est examiné microscopiquement. La paroi est épaisse de 1 millimètre et demi à 2 millimètres. L'épithélium hyménéal est bien conservé, pavimenteux stratifié sur papilles. L'intérieur du kyste est recouvert d'une seule couche de cellules cylindriques, dont quelques-unes portent des cils absolument nets. Le

---

(1) A en juger par la planche une partie de la collerette hyménéale s'est conservée malgré les rapports sexuels. L. W.

parenchyme conjonctif du kyste est légèrement vallonneux par endroits, papillaire, ou bien lisse. Il n'y a pas de fibres lisses.

Le kyste vaginal, rétro-hyménéal, présente exactement la même structure, sinon que les papilles y sont encore plus nettes et que le tissu conjonctif contient des fibres lisses. Partout épithélium nettement *cilié,* cependant il existe une ou deux plaques d'épithélium pavimenteux stratifié.

DISCUSSION. — Le principal intérêt des six cas que nous venons de relater est dans leur *origine.*

La démonstration de leur nature congénitale, (wolffienne) aurait une double importance : *pathologique* (existence de kystes wolffiens à la vulve) ; *anatomique* (nouvelle preuve de la possibilité d'une terminaison vestibulaire des canaux de Gartner).

Nous essaierons, en toute impartialité, de tirer les conclusions que leur discussion comporte.

Nous étudierons : 1° si ces kystes se prêtent à une description clinique et anatomique générale ; 2° si cette description concorde avec les caractères que les auteurs assignent aux kystes wolffiens ; 3° quels sont les caractères anatomo-pathologiques sur lesquels on peut se baser pour diagnostiquer telle ou telle variété kystique.

Caractères généraux.

Clinique. — Cliniquement les kystes ciliés ne se distinguent guère des autres kystes dont nous avons eu à parler.

Néanmoins (le fait a une certaine importance), ils sont

pour la plupart de *date très ancienne,* ayant mis une dizaine ou même une vingtaine d'années à se développer. Il est même fort probable, étant donné cette lente croissance, qu'ils remontent tous à l'enfance, n'ayant été remarqués que lorsqu'ils eurent atteint un certain volume.

Tous étaient parfaitement *indolores*, même quand ils avaient la grosseur d'un œuf (LAGRANGE, MERTZ.)

Tous aussi se maintinrent *aseptiques* (le cas de LAGRANGE ayant été infecté après opération).

Aucun ne fut particulièrement lié à la vie génitale (grossesse, accouchement, période menstruelle).

Donc : développement lent, origine reculée, indolence.

Anatomie. — Le *siège* des kystes a été des plus variables : grandes lèvres, petites lèvres, vestibule, hymen. Le seul caractère qui serait ici commun est leur situation *supérieure*. Dans tous les cas, en effet, les kystes siégeaient plus ou moins près du méat, ou tout au moins de la paroi urétro-vaginale. Seuls les cas de LAGRANGE et de MERTZ paraissent s'écarter de la règle ; mais, en les étudiant attentivement, on trouve que le kyste de Lagrange poussait un prolongement jusque sous l'ischion et que celui de Mertz envahissait en même temps que la grande lèvre, la petite lèvre et remontait jusque sous la symphyse, bombant dans le vagin. Il serait donc possible que ces kystes, étant donné leur volume (œuf de poule, œuf d'oie), se soient étendus jusque dans la grande lèvre, sans s'être primitivement développés en cet endroit.

Du reste, de même que dans ces deux cas, nous relevons aussi dans LE NOTRE et dans celui d'ULESKO-STROGONOVA des prolongements le long de la paroi vaginale, soit sous forme d'un pédicule (NOTRE CAS) ; soit sous forme d'un second kyste sur le prolongement du premier (ULESKO-STROGONOVA).

Le *volume* des kystes ciliés a été fort variable : de celui d'un noisette à celui d'un œuf d'oie.

Le *contenu* a été fort divers. D'une manière générale liquide : crémeux, blanc, d'aspect dermoïde dans notre cas ; hématique dans celui d'ULESKO-STROGONOVA ; chargé de vésicules adipeuses dans le cas II de KÜMMEL.

A l'*aspect extérieur,* la membrane kystique a toujours été lisse ou légèrement villeuse, (cas I KÜMMEL). Dans NOTRE CAS aussi elle était plissée, le plissement correspondant aux parties à revêtement pavimenteux stratifié et stratifié muqueux. — Les kystes ont tous été uniloculaires, ou resserrés par une légère bride.

A l'*examen histologique,* dans tous les cas, il y eut une paroi conjonctive assez épaisse, contenant de nombreux vaisseaux et des nerfs. MERTZ ne signale pas de fibres lisses dans son cas, mais LAGRANGE, ULESKO-STROGONOVA, KÜMMEL en ont trouvé dans les leurs.

Le chorion, dans NOTRE cas, était dépourvu de *papilles* partout où l'épithélium était cilié, mais il était plissé là où l'épithélium était malpighien. Il n'a jamais contenu (excepté dans les cas de KÜMMEL) aucune trace d'invagination épithéliale. Il ne renferme d'habitude que quelques glandes sébacées normales.

L'*épithélium* a été simple ou mixte.

Dans tous les cas l'épithélium cilié a été analogue : épithélium sur 2 à 3 couches, formé de cellules cylindriques, à noyaux ovalaires ou arrondis. Les cellules superficielles sont munies d'un plateau, qui porte de beaux cils vibratiles (excepté le cas II de Kümmel, où l'épithélium était très bas et sur une seule couche).

Dans les cas où l'épithélium a été mixte (notre cas, Ulesko-Strogonova, Lagrange) le passage de l'épithélium cilié à l'épithélium pavimenteux stratifié ou stratifié muqueux était direct.

Il est à remarquer que l'épithélium cilié se trouve surtout à la partie profonde des kystes (Lagrange) et l'épithélium pavimenteux à la partie superficielle.

Nous voyons d'après cet exposé des caractères des kystes ciliés, qu'en somme, aucun des cas ne peut entrer d'une façon absolue dans un cadre commun ; cependant les variations entre chaque cas ne sont pas très profondes.

En résumé, nous pourrons dire que ces kystes siègent à la partie supérieure de la vulve; croissent lentement, sans douleurs probablement depuis l'enfance ; ont une paroi conjonctive, le plus souvent avec fibres musculaires ; sont revêtus d'un épithélium cilié, sur plusieurs couches de cellules, auquel vient s'ajouter, dans certains cas, une seconde sorte d'épithélium, pavimenteux stratifié ou stratifié muqueux.

Caractères d'un kyste wolffien.

Historique. — Ce fut J. Veit[M.35] (1867) qui, le premier, à propos de cinq kystes du *vagin,* exprima l'avis qu'ils pourraient bien s'être développés aux dépens de restes embryonnaires. A la suite de Veit, l'origine congénitale des kystes vaginaux a trouvé de nombreux partisans. (Klebs[H.23], Schröder, Pozzi[A.20], Poupinel[G.23], Johnston[M.12], Boursier[M.3], Reboul[M.31], Richelot[M.30], etc.).

C'est dans les articles de Poupinel, Chalot[M.4], Zweigbaum[M.38], Kümmel[I.11] que les caractères des kystes wolffiens du vagin ont été le mieux définis.

Nous nous fonderons sur la description de ces auteurs et sur les différentes données anatomiques que nous avons esquissées dans notre première partie, pour essayer de résumer les caractères des kystes wolffiens en général. Nous verrons ensuite les cas de kystes vulvaires que nous avons colligés en possèdent d'analogues et peuvent entrer dans ce cadre.

Les caractères que doit présenter un kyste wolffien ressortent non seulement de sa structure mais aussi de sa situation et de ses rapports.

Situation. — Comme nous l'avons vu, l'anatomie comparée, l'embryologie, l'anatomie descriptive montrent que les canaux de Wolff, en cas de persistance de leur portion inférieure, peuvent se terminer à l'une quelconque des parties développées au dépens du segment supérieur du sinus uro-génital. D'autre part dans les cas de persistance totale chez l'adulte des canaux de Wolff (L. Tait[G.41], Klein[G.19], Skene[G.41], etc. (v. p. 51), ils venaient se terminer soit au vestibule, soit dans l'urètre.

Il en résulte qu'un kyste vulvaire wolffien devra être situé à la *partie supérieure* de la vulve et aux environs de l'urètre.

Rapports. — De même que pour les kystes wolffiens du vagin (POUPINEL[G.33], KÜMMEL[I.11]), les kystes wolffiens de la vulve doivent être *profondément* placés, se distinguant en cela des kystes par rétention, plus superficiels.

Ils doivent être aussi doués d'une certaine *mobilité* par rapport aux téguments, n'étant pas en connexion avec un canal excréteur qui les réunirait à la superficie.

Ce qui rendrait le diagostic encore plus ferme, ce serait de les voir pousser des *prolongements* profonds le long de la paroi supéro-latérale du vagin, jusqu'au col, là, où tous les auteurs admettent que peuvent persister les canaux de Wolff.

Ajoutons que les kystes wolffiens sont plutôt *uniloculaires,* bien qu'on en ait signalé en chapelet dans les profondeurs du vagin.

Ils seront plutôt à *droite* qu'à gauche (POUPINEL), le canal de Wolff persistant plus souvent de ce côté.

Structure. — Nous avons vu que le canal de Wolff et que le canal de Gartner se montraient anatomiquement et embryologiquement comme des canaux à parois musculo-conjonctives, revêtues d'un épithélium cubique sur plusieurs couches, sans papilles. Nous savons d'autre part, que l'épididyme et le canal déférent, développés chez l'homme aux dépens du canal de Wolff, ont tous deux une forte couche musculaire et possèdent, l'un un *épithélium cubique, très élevé,* à noyaux disséminés à des hauteurs différentes, avec de longs *cils vibratiles, l'autre, un épithélium cubique simple ou stratifié.*

Nous devrons donc trouver, dans un kyste wolffien, une coque conjonctive *non papillaire,* contenant des fibres musculaires lisses *propres* (POUPINEL[G.33] et KÜMMEL[I.11] insistent sur ce caractère).

L'épithélium, sans membrane basale, sera formé de une ou plusieurs couches de cellules cubiques élevées *sans cils* (type embryonnaire, WALDEYER, FISCHEL[M.6]), *avec cils* (type adulte). On pourra même rencontrer un épithélium *mixte:* type épididymaire, cilié ; type déférent, stratifié.

Quant au *contenu,* nous croyons avec CHALOT[M.4] qu'il n'est pas bien déterminé et sujet à de grandes variations.

Valeur de ces caractères.

Tous ces caractères n'ont de réelle valeur que par leur groupement.

Valeur de la situation. — L'importance de la situation est grande : on ne saurait considérer comme wolffien un kyste siégeant à la partie *inférieure* de la vulve, sans qu'on lui trouve un prolongement ou des connexions supérieures.

Il en est de même de la *profondeur :* un kyste wolffien ne peut être immédiatement sous-muqueux.

Le fait d'être uniloculaire, droit ou gauche n'a qu'une importance relative.

Un caractère d'un très grand poids est fourni par les *connexions supérieures*. Mais l'absence de ces connexions ne saurait infirmer l'origine wolffienne d'un kyste ; on sait, en effet, que certains organes embryologiquement solidaires ou même dépendants, perdent tous rapports l'un avec l'autre et sont scindés par le tissu conjonctif du mésoderme. Tel le corps thyroïde, primitivement bourgeon pharyngien, séparé, plus tard à l'état normal, de la base de la langue et anormalement réuni à celle-ci par quelques tractus épithéliaux (canal de His).

Valeur des caractères de structure. — La présence ou l'absence des *fibres lisses* n'a peut-être pas la valeur que Poupinel leur attribue ; en effet la couche musculaire qui recouvre le canal de Wolff est déjà assez mince; elle le sera encore plus lorsqu'il y aura une dilatation du volume d'un œuf. La couche musculaire n'apparaîtra alors que sous forme de faisceaux dissociés, qui peuvent échapper, à l'examen, pour peu que la coupe porte sur une partie de la tumeur qui n'en possède pas.

On pourrait croire que l'existence d'*invaginations* ou de *culs-de-sac épithéliaux* dans la paroi conjonctive dût faire pencher vers une origine glandulaire et rejeter l'origine wolffienne. Nous ne le croyons pas. Nous avons vu, en effet, que certains auteurs (Gartner [G.16], Follin [G.12], B. Sutton [G.43], Fischel [M.6]) ont signalé chez les animaux et chez l'Homme des diverticules aux canaux de Gartner.

Un kyste wolffien ne doit pas posséder de *papilles,* le canal de Wolff n'en ayant ni à l'état embryologique, ni dans ses dérivés (canaux de Gartner, canaux génitaux de l'homme).

Mais ici intervient l'interprétation des figures qui peuvent simuler des papilles : sur une coupe, les plis, nombreux et fins, peuvent simuler des papilles ; la vraie papille ne se démontre que sur des coupes en séries, ou bien se reconnaît à un revêtement épithélial continu, lisse, sur un chorion plissé. Les observations où les papilles furent signalées (Kümmel) ne font pas mention de ce détail.

On a beaucoup exagéré la valeur de l'*épithélium.* A notre sens, c'est un caractère sur lequel on a basé trop souvent un diagnostic que le cas ne comportait pas et Recklinghausen l'affirme nettement en disant que « la forme des cellules, étant changeante, ne peut pas, à elle seule, mettre sur la voie de l'origine d'un kyste » (Kümmel [I.11]).

Tous les épithéliums sont sujets à de grandes variations en anatomie normale et encore plus en anatomie pathologique.

Autrefois on avait tendance à admettre l'invariabilité de certains types épithéliaux provenant de feuillets déterminés du blastoderme : voyait-on un épithélium cubique, il était d'origine endodermique ; avait-on affaire à un épithélium pavimenteux stratifié, on le faisait provenir de l'ectoderme ; et cette idée fit commettre d'assez grosses erreurs, notamment dans la recherche de l'origine de certaines formations pathologiques.

Actuellement avec une connaissance plus grande des faits, on est arrivé à une conception plus exacte. Nous citerons, entre bien d'autres, l'exemple de l'œsophage, pavimenteux stratifié, d'origine endodermique, la muqueuse nasale, ciliée et caliciforme, d'origine ectodermique, etc.

Cependant il est assez difficile, dans l'état actuel de la science, d'indiquer les conditions embryologiques qui font que telle ou telle variété épithéliale succède à une autre. Ici prime, comme toujours, la loi de l'adaptation à la fonction.

L'épithélium de l'œsophage est nettement prismatique jusqu'au troisième mois (Cadiat). L'épithélium du sinus uro-génital subit d'autres changements. D'abord pavimenteux stratifié, il devient prismatique stratifié, puis retourne à l'état pavimenteux chez la femme adulte, tandis que chez l'homme, il conserve pendant toute la vie les caractères d'épithélium prismatique stratifié.

Tourneux et Wertheimer [A.28], H. Morau [M.25], Retterer [M.32], Salvioli [M.34] ont constaté des modifications profondes de l'épithélium de la muqueuse vaginale qui, de pavimenteux stratifié, devient muqueux au moment du rut.

Pour ce qui concerne en particulier l'épithélium cilié, son histogénèse est assez capricieuse. En tout cas son apparition est presque toujours *tardive*.

Ainsi, les conduits de Wolff et de Müller devant être tous deux plus tard ciliés dans leur portion supérieure (épididyme, trompes, utérus) restent sans cils pendant longtemps. Ceux-ci n'apparaissent, d'après Becker [M.2], qu'aux environs de la puberté. Les fosses nasales, d'après LAGUESSE [M.17], portent primitivement une membrane entièrement sécrétante (épithélium caliciforme), c'est plus tard seulement que les cellules basales poussent entre les cellules caliciformes des prolongements amœboïdes sous forme de cils.

Du reste, l'apparition de cils peut se produire sur des épithéliums qui, dès l'abord, ne semblent pas devoir en porter. Nous signalerons les ciliations physiologiques, telles que celles que le Pr DUVAL [M.5] a signalées sur le péritoine tubo-ovarien (mésodermique) au moment de la menstruation, où celles que LÉOD [M.19], LEYDIG [M.20], NUSSBAUM [M.26] ont vues se produire chez certains animaux sur toute la surface de l'ovaire ou même dans la granulosa aux approches de l'ovulation.

Il n'en est pas moins évident que les formes embryonnaires qui donneront plus tard naissance à des organes ciliés et qui portent ces cils en quelque sorte dans leurs déterminants, comme s'exprimerait Weissmann, ont plus de chances que d'autres de donner lieu à des formations pathologiques recouvertes d'un épithélium cilié.

Ainsi les cordons de Pflüger (1), dont les cellules

(1) En admettant avec WALDEYER, HERTWIG [M.10] (p. 339), le Pr DUVAL [M.5] (p. 117) que la *granulosa* provient, de même que l'ovule, des cordons de Pfüger et de l'épithélium germinatif, à l'encontre de KOLLIKER [A.13], de HIS [M.11], de FISCHEL [M.6] qui la font dériver des canalicules du corps de Wolff.

(mésodermiques) se transforment en cellules ciliées chez l'homme (spermatozoïdes), peuvent, chez la femme, dans certains cas, prendre ce même caractère cilié. La preuve en est dans ces vésicules de De Graaf dont la granulosa portait, anormalement, sur la couche superficielle de ses cellules, des cils vibratiles (VELITZ [M.36]) et dans les cas si fréquents de kystes ciliés de l'ovaire (MARCHAND [M.22], FLAISCHLEN [M.8], de SINÉTY et MALASSEZ [M.21]). Ajoutons que les cryptes du vagin, décrites par VON PREUSCHEN [G.35] et de provenance mullérienne, portent des cils vibratiles, tandis que le reste de l'organe est pavimenteux stratifié.

Dans le cas particulier qui nous occupe, la présence de cils peut donc avoir une valeur réelle, d'autant plus que le parovaire (portion supérieure du canal de Wolff) de la femme adulte a été vu nettement cilié par BECKER [M.2] et que V. PREUSCHEN [G.35] a trouvé cilié le canal de Gartner du renard.

Mais, encore une fois, vu les transformations multiples qu'un épithélium peut subir, on ne saurait faire de la ciliation un caractère positif ou négatif de kyste wolffien ; ce n'est qu'un caractère précieux de diagnostic histologique, puisqu'il élimine l'origine glandulaire.

Pour nous résumer : il n'existe pas de caractère anatomique péremptoire, à part le prolongement jusque dans le parovaire, qui puisse faire poser le diagnostic ferme de kyste wolffien. Il n'existe que des caractères de *présomption*. Cependant, ceux-ci peuvent, par leur ensemble, aidés par l'élimination d'autres causes encore plus improbables, former un faisceau d'arguments capables d'entraîner la presque certitude.

Discussion de chaque cas en particulier.

1° **Notre cas.** — Il résulte de l'étude attentive de notre cas que, *cliniquement,* il se rapproche de la description générale des kystes wolffiens : croissance très lente, indolence, situation en rapport avec une terminaison vestibulaire d'un canal de Gartner, adhérences dans la profondeur du côté de l'ischion.

Histologiquement, pris dans son ensemble, notre cas ne s'écarte pas non plus de par son épithélium cilié d'une part, pavimenteux d'une autre, de cette description générale.

Mais l'absence de fibres lisses, la présence d'un épithélium muqueux en certains points, la nudité de la paroi en d'autres, prêtent à discussion.

Pour ce qui est des *fibres lisses,* il est évident que leur présence fournirait un argument sérieux en faveur de l'origine wolffienne. N'ayant pas fait subir à nos préparations de coloration spéciale pour déceler les fibres musculaires lisses, nous ne pouvons ni affirmer leur existence, ni la nier. Comme on le voit par notre description (voir p. 128), nous avions dans le stroma des noyaux allongés en bâtonnets, très semblables aux noyaux de fibres lisses vasculaires. Néanmoins, comme ces noyaux peuvent aussi appartenir aux cellules conjonctives aplaties, nous n'avons pas voulu admettre l'existence des fibres lisses comme réelle. Nous avons vu, du reste, plus haut, pourquoi l'absence de fibres musculaires n'a pas l'importance que lui attachent certains auteurs.

L'existence d'un épithélium muqueux peut s'expliquer par une transformation pathologique de l'épithélium primitif, dont une partie est devenue sécrétante, tout comme une autre partie a subi la dégénérescence graisseuse (portion enflammée).

Quant à la portion de la surface kystique dépourvue d'épithélium et dépourvue non par accident, mais par structure, nous ne croyons pas qu'elle puisse s'opposer à l'origine wolffienne de notre cas, tout en avouant que nous ne pouvons donner qu'une explication hypothétique à ce fait. Nous croyons possible, que le canal de Gartner, en tant que vestige embryonnaire, a pu se maintenir à demi atrophié sur une partie de sa paroi, sous forme d'une traînée épithéliale sans cavité, qui aurait sécrété du liquide et donné lieu à un kyste.

2° ***Cas de Lagrange.*** — Lagrange fait suivre son observation d'un commentaire que nous résumons ainsi :

Dans son cas il eut affaire à un double épithélium : l'un stratifié, l'autre cilié. Le premier, en tant que pavimenteux, ne pouvait provenir que du feuillet externe et « la pathogénie des kystes dermoïdes par invagination de la peau trouve également ici sa facile explication ». Quant au cilié, il ne peut, en tout cas, provenir du canal de Wolff « pour cette raison suffisante, à mon sens, dit-il, que dans le canal de Wolff et les organes qui en dépendent il n'y a pas d'épithélium à cils vibratiles ». Donc son kyste provient du canal de Müller, puisque les trompes et l'utérus qui en dérivent sont couverts de cils.

Nous n'avons qu'à nous reporter sur ce qui a été dit précédemment pour nous permettre de rejeter l'explication de Lagrange. D'une part, l'épithélium pavimenteux n'implique nullement une origine ectodermique et nous comprendrions difficilement cette cavité kystique formée par l'union de la peau avec un canal de Müller et cela coexistant avec un vagin normal. Nous avons, du reste, vu (voir p. 145) que la présence d'un épithélium mixte peut s'expliquer beaucoup plus facilement, comme semble l'indiquer sa fréquence relative dans les kystes du vagin et de la vulve, cas de LEBEDEV [M.18], BAUMGARTEN [M.I], MAX GRŒFE [M.9], etc.

Nous tendrions, au contraire, à faire du cas de Lagrange un kyste wolffien et, allant encore plus loin, nous dirons que, sur les six cas relevés, il est peut-être celui qui offre le plus de garanties d'authenticité : développement lent, situation profonde, muscles lisses dans les parois, absence de papilles, épithélium mixte, dont l'un est cubique sur 2 ou 3 couches et cilié.

3° ***Cas de Mertz.*** — Ce cas, bien que décrit plus sommairement, nous paraît se rapprocher des cas précédents et on peut aussi, pour lui, invoquer l'origine wolffienne : volume considérable, connexions profondes avec les parois vaginales, situation supérieure, épithélium « d'étroites cellules, en forme de coin », couvertes de cils.

3° ***Cas de Kümmel.*** — Dans la discussion dont l'auteur lui-même fait suivre ses observations, il n'admet pas leur origine wolffienne, disant qu'aucun reste embryonnaire n'a été décrit dans la petite lèvre. Du reste pour Kümmel, la terminaison du canal de Wolff, en quelque endroit que ce fût, n'a pas été démontrée. Cependant, il écarte la nature glandulaire de son cas et en définitive ne conclut pas.

Si l'on trouve les données de ce travail suffisantes à prouver la possibilité d'une terminaison vestibulaire des canaux wolffiens, on pourra aussi admettre l'origine wolffienne des cas de Kümmel, qui, d'une manière générale, possèdent la plupart des caractères requis.

6° ***Cas d'Ulesko-Strogonova.*** — Si les cinq cas précédents présentent certaines garanties en tant que kystes wolffiens, le cas de Mme Ulesko-Strogonova prête à quelque réserve. Sa situation plutôt inférieure (union du tiers inférieur avec le tiers moyen du segment hyménéal droit) ; sa croissance relativement rapide (1 année et demie) ; son chorion papillaire ; sa paroi dépourvue de fibres lisses ; enfin l'existence, tout à côté, en arrière, d'un second kyste dans les parois du vagin, ne concordent pas avec les caractères généraux des kystes wolffiens. L'épithélium, du reste, se présentait sur une seule couche de cellules cubiques, ce qui est moins favorable que quand il existe deux ou trois couches.

Quelle est maintenant la nature de ce kyste. Nous ne saurions le dire : Mme Ulesko-Strogonova pense qu'il se sera développé aux dépens d'une glande vaginale de v. Preuschen et se sera étendu jusque dans l'hymen.

Cas de kystes non ciliés d'origine wolffienne.

Nous avons réuni dans un même chapitre les kystes ciliés, comme possédant un caractère de groupement et comme réunissant plusieurs preuves en faveur de leur origine congénitale. Cependant nous avons vu que le fait d'être cilié ne constituait qu'un caractère de présomption et nombre de kystes *vaginaux* non ciliés ont été admis comme wolffiens. En étudiant les diverses observations de kystes que nous avons recueillies tant dans les petites que dans les grandes lèvres, qu'autour de l'urètre, nous avons recherché ceux qui, bien que non ciliés, pouvaient, par leurs caractères, provenir de restes wolffiens.

De toutes ces observations, quatre seulement nous ont paru pouvoir être discutées. Ce sont l'*observation* X, p. 79, de Brandt[L.5]; et l'*observation* VII, p. 72, de Villar[H.31]; celle de Johnston[M.12] (*obs.* XLVI, p. 118), de Veit[L.25] (*obs.* LIV, p. 123) et enfin de Mayaldhaes (*obs.* XX, p. 84).

Cas de Brandt. — Bien que nous l'ayons classé parmi les kystes sébacés des petites lèvres, nous avons fait des réticences dans la discussion de ces kystes, touchant à la nature glandulaire de ce cas.

Nous retrouvons dans cette observation quelques-uns des kystes wolffiens : développement excessivement lent ; indolence ; situation supérieure, tout contre le clitoris ; quelques cellules fusiformes (musculaires ?) dans la paroi ; épithélium à cellules cylindriques. Le contenu est blanc, grumeleux, comme dans notre cas ; mais au milieu de ces détritus épithéliaux qui tapissent les parois et qui proviennent probablement d'une dégénérescence de l'épithélium, existe une cavité contenant un liquide absolument clair (fait qui ne se montre pas dans les kystes sébacés ordinaires).

En conséquence, sans affirmer l'orifice wolffienne de ce cas, nous pensons qu'il s'en rapproche plus que d'un kyste sébacé par rétention.

Cas de Villar. — L'auteur lui-même attribue à son cas une origine congénitale et le nomme *kyste dermoïde* (Sage), pensant évidemment à un kyste par inclusion.

Si on lit son observation, on voit que la tumeur, énorme, met 11 ans à se développer, ayant débuté dans la grande lèvre ; très adhérente au clitoris, elle s'engageait profondément vers la branche ischio-pubienne. L'épithélium était stratifié sur plusieurs couches, mais non corné, non dégénéré et assis sur un derme *sans papilles*.

Aucun de ces caractères n'exclurait son origine wolffienne ; mais le contenu était franchement et entièrement sébacé, ce qui n'a été le cas pour aucun kyste attribué au canal de Wolff.

Nous ne formulerons donc pas de jugement dans ce cas, pensant que les deux opinions peuvent être soutenues : kyste par inclusion ou kyste wolffien.

Cas de Johnston. — C'est à proprement parler un kyste du vagin, puisqu'il s'agissait de quatre kystes en chapelet et dont l'antérieur seulement venait affleurer le méat. Ce cas réunit la plupart des caractères d'un kyste volffien et a été admis comme tel par plusieurs auteurs. Bien que son épithélium ne soit pas cilié, il possède une rangée de hautes cellules cylindriques (type déférent); en outre, la paroi contient des fibres lisses; enfin, les kystes en chapelet, allant jusqu'au col, étaient placés le long du trajet possible d'un canal de Gartner (paroi supérieure du vagin) (1).

Cas de Veit. — Ce cas est relaté malheureusement d'une manière trop succincte pour qu'on puisse s'en faire une idée exacte; cependant, ce que Veit en dit lui-même (épithélium pavimenteux stratifié et deux canaux communiquant avec l'urètre) ne parle pas en faveur d'une origine wolffienne.

Cas de Mayaldâes. — Ce cas offre des garanties plus sérieuses et son auteur le range nettement dans la variété des kystes gartnériens. Nous sommes d'accord avec lui et nous pensons aussi à la possibilité d'une origine wolffienne de ce kyste, développé depuis l'enfance sans douleurs, prenant un volume considérable, possédant un épithélium cylindrique, qui rappelle celui du canal déférent.

Conclusions.

Nous dirons, pour conclure ce chapitre sur les kystes ciliés, qu'il existe à la vulve des kystes qui sont wolffiens par leur évolution, leur situation, leur structure.

---

(1) Par une coïncidence curieuse, nous venons d'observer avec M. Pichevin, à Necker, un cas absolument identique à celui de Johnston.

Mais, étant donné les cas que nous possédons, ce diagnostic, très probable, ne peut pas encore être affirmé d'une façon absolument certaine.

Il faudrait, notamment, dans l'avenir, en présence de kystes vulvaires, bien établir avant, pendant et après l'opération, les *connexions supérieures* de ces kystes. C'est dans cet examen surtout qu'on trouvera des signes de certitude.

CONCLUSIONS GÉNÉRALES

La vulve est une région très riche en glandes sébacées et muqueuses, glandes en annexion intime avec la vie génitale de la femme et origine de la plupart des kystes de la région.

A part ces glandes, il existe autour du méat urinaire des diverticules de la muqueuse, dont les plus importants sont les canaux de Skene.

Considérés par les uns comme la terminaison des canaux de Wolff persistants chez la femme, ils constituent vraisemblablement les canaux excréteurs des glandes prostatiques de Max Schüller.

Quant aux canaux de Wolff, qui prennent chez les animaux et la femme, le nom de canaux de Gartner, ils peuvent exceptionnellement persister dans leur segment inférieur. En ce cas, comme le démontrent l'anatomie comparée, le développement, la clinique, ils s'ouvriraient dans une quelconque des parties provenant du sinus uro-génital : soit dans l'urètre, soit au vestibule, soit à l'entrée du vagin.

Il a pu être réuni plusieurs cas de kystes vulvaires qui possèdent les caractères assignés aux kystes wolffiens qui, de ce fait, peuvent avoir la terminaison du canal de Wolff-Gartner pour origine.

BIBLIOGRAPHIE

ANATOMIE

DÉVELOPPEMENT

ORGANES GÉNITAUX EXTERNES

A. 1 **Ackeren (von).** — Beiträge zur. Entwickelung der weibl. Sexualorgane des Menschen. *Inaug. Diss.. Zeitschr. für Wissensch. Zool.* Bd 48. . 21

2 **Ballantyne.** — The labia minora and hymen. *Edinb. Med. Journal*, 1888, XXXIV, p. 425. . 21

3 **Bischoff.** — *Entwicklungsgeschichte des Menschen und der höheren Thiere. Leipzig*, 1879. . 17

4 **Brouardel.** — Causes d'erreur et règles d'expertise dans les affaires d'attentat à la pudeur. *Gaz. des Hôpit.*, 1887, p. 880.. 18

4 *bis* **Brouardel.** — Membrane hymen ; son examen ; ses différentes formes. *Gaz. des Hôpit.*, 1887, p. 901.. 18

5 **Budin.** — Recherches sur l'hymen et l'orifice vaginal, *Progrès Méd.*, 1879, p. 677, 697, 717 et 737. . . . . 13, 20

5 *bis* **Budin.** — *Bull. soc. Biol.*, 1880, p. 265. . . 20

6 **Cadiat.** — Du développement du canal de l'urètre et des organes génitaux de l'embryon. *Journ. de l'Anat.*, 1884. 15

A. 7 **Döderlein.** — Voir n° K². 21

8 **Fleischmann.** — *Zeitschrift für Heilkunde*, 1886, vol. VII. 21

9 **Henle.** — *Handbuch des Eingeweidelehre*, 1886, p. 444. 20

10 **Hertwig.** — *Embryologie*, édit. franç., 1891, p. 360. 22

11 **Issaurat.** — Le sinus uro-génital, *Thèse*, Paris, 1888. 16

12 **Guinard (A).** — Comparaison des organes génitaux externes dans les deux sexes. *Thèse*, Paris, 1886. .

13 **Kölliker.** — *Embryologie*, édit. franç., 1890, p. 1019. . . . . 14, 17, 22

14 **Ledru.** — De la membrane appelée hymen. *Thèse*, Paris, 1855. 13

15 **Legay.** — Développement de l'utérus jusqu'à la naissance. *Thèse*, Lille, 1888. 17

16 **Matthews Duncan.** — *Trans. Obst. Soc. London*, 1883, vol. XXIV. p. 212. 19

17 **Müller (J).** — Bildungsgeschichte der Genitalien. Düsseldorf, 1830. 16

18 **Müller (V).** — Ueber die Entwickelung und feinere Anatomie der Bartholin'schen und Cowper'schen Drüsen. *Arch. für mikr. Anat.*, vol. 39, 1892. 26

19 **Picqué.** — *Encyclop. intern. de chir.*, édit franç., t. VII, p. 726.

20 **Pozzi.** — *Gynécologie*, édit. 1897, p. 1172 et suivantes. 17, 19, 20, 143

21 **Pozzi.** — De la bride masculine, etc. *Ann. de Gynécologie*, 1884., t. XXI, p. 257. . . . . 11, 17

22 **Rathke.** — *Abhandl. zur Entwicklungsgeschichte*, 1832, t. I, p. 57. 16

23 **Retterer.** — Sur l'origine et l'évolution de la

région ano-génitale des mammifères. *Bull. soc. Biol.*, 4 janv. 1890, p. 3 et *Journ. de l'Anat.*, 1890., p. 126 et 153. . . . . 12, 16

A. 23 *bis* **Retterer.** — Sur l'origine du vagin chez la femme. *Bull. soc. de Biol.*, 1891, p. 291. . . 18

24 **Roze.** — De l'hymen. *Thèse*, Strasbourg, 1865.

25 **Schäffer (O).** — Bildungsanomalien weibl. Geschlechtsorganen. *Arch. f. Gyn.*, 1890., vol. XXXVII, p. 208. . . . . 12, 19, 93

26 **Tourneux.** — Sur le développement et l'évolution du tubercule génital et de l'anus chez l'embryon du mouton. *Journ. de l'anat.*, 1888 et *Bull. soc. Biol.* 1890, p. 75. 16

27 **Tourneux.** — *Journ. de l'anat.*, 1883.. . . . 15

28 **Tourneux.** — *Dictionn. des Sc. Méd.* 1884, p. 589, Article ; uro-génital.. . . . . . . 19, 148

29 **Tourneux et Legay.** — Mémoire sur le développement de l'utérus et du vagin. *Journ. de l'Anat.*, 1884. . . . . . 20, 22, 23, 24, 25, 55

30 **Wertheimer.** — Recherches sur la structure et le développement des organes génitaux ext. de la femme. *Journal de l'Anatomie*, 1883, p. 551, 1 pl. 10, 26, 31

CANAUX DE WOLFF ET DE MULLER

31 **Balfour.** — On the origin and history of the urogenital organs of vertebrates. *Journal of Anat. and Phys.*, t. X., 1876. 21

32 **Balfour** et **Sedgwick.** — On the existence of a head-kidney in the embryo chick and on certain points in the development of the Mullerian duct. *Quart. Journal of. Microsc. Science*, t. XIX. 22

33 **Braun.** — Das Urogenitalsystem der einheimischen Reptilien. *Arbeiten aus dem zool.-zoot. Institut in Würzburg*, t. IV, 1877. 21

A. 34 **Cadiat.** — Mémoire sur l'utérus et les trompes. *Journal de l'Anat.*, 1884. 44

35 **Dohrn.** — Ueber die Gartner'schen Canäle beim Weibe. *Arch. f. Gyn.*, vol. XXI, 1883. . 24, 43, 46

36 **Flemming.** — Die ectoblastische Anlage des Urogenitalsystems beim Kaninchen. *Arch. für Anat. und Phys.*, 1886. 21

37 **Gasser.** — Beitrage. zur Entwicklungsgeschichte der Allantois, der Müller'schen Gänge und des Afters, 1874. 21

37 *bis* **Gasser.** — Beobachtungen über die Entstehung des Wolff'schen Ganges bei Embryonen von Hühnern und Gänsen. *Arch. für mikr. Anat.*, t. XIV, 1877.

37 *ter* **Gasser.** — Embryonalreste am männlichen Genitalapparat. *Sitzungsberichte der Marburger naturforsch. Gesellschaft*, 1882.

38 **Geigel.** — Ueber Variabilität in der Entw. der Geschl. beim Menschen. *Verhandlung der phys.-med. Gesellschaft von Würzburg*, 1883, t. XVII, p. 1. 25

39 **Hensen.** — Beobacht. über die Befruchtung und Entwicklung des Meerschweinchens und Kaninchens. *Arch. für Anat. und Phys.*, 1875. . 21

40 **Hertwig.** — Voir n° A[10], p. 319 et suivantes. . 22

41 **Hoffmann (C.-K.).** — Zür Entw. der Urogenitalorgane. bei den Anamnia. *Zeit. für Wissenschaf.*, t. 44, 1886.. 21

42 **Hoffmann.** — *Centralblatt für Gyn.*, 1878. . 25

43 **Janosik.** — Histologisch-embryologische Untersuchungen über das Urogenitalsystem. *Comptes rendus de l'Académie de Vienne*, t. 91, 1885. . 21

44 **Leuckart.** — *Illustrirte med. Zeitschr.*, 1852, p. 93. 22

45 **Nagel.** — Ueber die Entwicklung des Urogenital-

systems des Menschen. *Arch. für mikr. Anat.*, vol. XXXIV. 21, 23, 24, 44, 55

A. 46 **Nagel.** — Ueber die Entw. der inneren und aüsseren Genitalien beim menschlichen Weibe. *Arch. für Gyn.*, vol. 45, 1894.. . . . . . 21, 44

47 **Rieder.** — Voir nº G^{37}. 24

48 **Rückert.** — Entstehung des Vornierensystems. *Münchener med. Woch.*, 1889.. 21

49 **Sedgwick (Adam).** — On the early development of the anterior part of the Wolffian duct and body in the chick. *Studies from the Morph. Laboratory in the Univers. of Cambridge*, 1882 et *Quarterly Journal.*, vol. 21, 1881. 21

50 **Semper (C.).** — Das urogenitalsystem der Plagiostomen und seine Bedentung für das der übrigen Wirbelthiere. Würtzbourg, 1875. . . 21

51 **Spee (Graf-Ferdinand).** — Ueber direct Betheiligung des Ekdoderms an der Bildung der Urniereanlage des Meerschweinchens. *Arch. f. Anat. und Phys.*, 1884. 21

52 **Thiersch.** — *Ill. med. Zeitschr.*, 1852, p. 11. . 22

53 **Tourneux** et **Legay.** — Voir nº A^{29}. 25

54 **Van Wijhe.** — Die Betheiligung des Ektoderms an der Entwicklung des Vornierenganges. *Zoologischer Anseiger*, nº 236, 1886. 21

GRANDES LÈVRES

B. 1 **Broca.** — Structure de la grande lèvre. *Bull. Soc. Anat.*, 1851, p. 92-97. 9

2 **Cullingworth (Ch.).** — Note on the anatomy of the hymen, etc. *Journal of Anat. and. Phys.*, 1893. 30

B. 3 **Martin** et **Léger**. — Recherches sur l'Anat. et la Path. des appareils sécréteurs des organes génitaux de la femme. *Arch. gén. de méd.*, Paris, 1862, p. 69 à 174. 31

4 **Morpain**. — Études anat. et path. des grandes lèvres. *Thèse*, Paris, 1852. 62

5 **Nagel**. — Die Weiblichen Geschlechtsorgane, in *Handb. der Anat. der Menschen; herausgeb. von prof. von Bardeleben*, t. VII, partie II, fasc. 1, p. 105 et suiv. 10, 26, 30, 44

6 **Richet**. — *Anatomie chirurgicale*, 2e édit., 1860, p. 759 et suiv. 9, 63

7 **Sappey**. — *Anatomie*, 4e édit, 1889, t. IV, p. 734 et suiv. 8

8 **Sinéty (de)**. — Histologie de la glande vulvo-vaginale. *Gaz. méd. de Paris*, 1880. 30

9 **Velpeau**. — *Diction. de méd.*, t. XX, p. 970.

PETITES LÈVRES

C. 1 **Ballantyne**. — V. n° A[2]. 31

2 **Barkow**. — *Anatomische Abhandlungen*, Breslau, 1851.

3 **Budin**. — Sur une disposition particulière des petites lèvres chez la femme, etc. *Progrès médical*, 1884.

4 **Carrard**. — Beitrag zur Anat. und Path. der kleinen Labien. *Zeitschrift f. Geb. und Gyn.*, 1884. 9, 10

5 **Coe (Henry)**. — *American System of Gyn.*, vol. I.

6 **Cullingworth**. — V. n° B[2]. 30

7 **Disse**. — J. Untersuch. uber die Lage der menschl. Harnblase und ihre Veränderlichkeit im Laufe des Wachstums. *Anatomische Hefte; herausgeben von Fr. Merkel und Bonnet*, Wiesbaden, 1892.

C. 8 **Garrigues.** — *Amer. Syst. of Gynæcol.*, v. I, p. 68.
9 **Hart.** — Note on the naked eye anat. of the female ext. genitals. *Edinb. Med. Journ.*, 1882, p. 264. 10
10 **Kölliker.** — *Histologie humaine*, édit. franç., 1868, p. 731 et suivantes.
11 **Kölliker.** — *Histologie humaine*, édition française, 1868, p. 677. 129
13 **Lamb (D.-S.).** — The female ext. genital organs. New-York, *Journ. of Gyn. and Obst.*, 1897.
14 **Lusk (W.-T.).** — The science and art of midwifery. New-York, 1892.
15 **Martin** et **Léger.** — Voir n° B[3]. 31
16 **Nagel.** — Voir n° B[5]. 31
17 **Oberländer (F.-M.).** — *Lehrbuch der Urethroscopie.* Leipzig, 1893.
18 **Robin** et **Cadiat.** — Sur la structure et les rapports des téguments au niveau de leur jonction dans les régions anale, vulvaire et du col utérin. *Journ. de l'Anat.*, 1864.
19 **Sutton (Bland).** — *Brit. Gyn. Journal*, t. III, p. 517, 1887. 19
20 **Tourneux** et **Herrmann.** — Article Vulve; *Dict. des Sc. médicales*, 1889, p. 784. 31
21 **Webster (J.-C.).** — The nerve-endings in the labia min. and clitoris. *Edinb. Med. Journ.*, 1891. 9
22 **Wendt.** — Glandes sébacées des petites lèvres. *Müller's Arch.*, 1834, vol. I, p. 278. 31
23 **Wertheimer.** — Voir n° A[30]. 31

HYMEN

D. 1 **Ackeren (von).** — Voir n° A[1]. 33

D. 2 **Ballantyne.** — Voir n° A². 21
3 **Budin.** — Voir n° A⁵. 13, 20
4 **Cullingworth.** — Voir n° B². 30
5 **Döderlein.** — Voir n° K³. 32
6 **Fleischmann.** — *Zeitschr. f. Heilkunde*, vol. 7, 1886. 32
7 **Hart.** — Voir n° C⁹.
8 **Klein.** — Entstehung des Hymens. *Festschrift zur Feier des 50e Jubiläums des Gesellschaft für Geb. und Gyn. in Berlin*, 1896. 32
9 **Ledru.** — Voir n° A¹⁴. 13
10 **Piering.** — Voir n° K⁶. 32
11 **Pozzi.** — Voir n° A²⁰ et A²¹. 20
12 **Schäffer.** — Voir n° A²⁵. 32
13 **Sutton (Bland).** — Voir n° C¹⁹. 19
14 **Tourneux** et **Legay.** — Voir n° A²⁹. 20
15 **Ulesko-Strogonova (Mme).** — Voir n° K⁷. . . 33

VESTIBULE ET URÈTRE

E. 1 **Almasov.** — Ueber periurethrale Drüsen beim Weibe. Tiflis, 1890. 35
2 **Belfield.** — Zur Kenntniss der Morgani'schen Lacunen der Harnröhre. *Wiener Med. Wochensch.*, n° 31, 1881.
3 **Bischoff.** — Vergleichend-anatomische Untersuch. über die aüss. weibl. Geschlech. der Menschen und der Affen. *Abhandl. d. Königl. bayr. Akademie der Wissensch.*, 1879.
4 **Huguier.** — Appareil sécréteur des org. gén. ext. chez la femme et les animaux. *Ann. des sciences médic.*, 1850, t. XIII, p. 239. 30
5 **Luschka.** — *Die Anat. des Menschlichen Beckens*. Tübingen, 1864, p. 242. 38

E. 6 **Martin et Léger.** — Voir n° B^3. . . . . . . 31, 36

7 **Oberdieck.** — Ueber Epithel und Drüsen der Harnblase und der männl. und weibl. Urethra. *Göttinger Preisschr.*, 1884.

8 **Robert.** — Mémoire sur l'inflamm. des follicules muqueux de la vulve. *Arch. gén. de méd.*, 3e série, XI, 1841, p. 393. . . . . 34, 35, 38

9 **Robin et Cadiat.** — Structure des glandes urétrales. *Journal de l'anat.*, 1874. . . 11, 35, 36, 55

9 **Routh (A).** — Urethral diverticula. *London Obs. Soc. Trans.*, 1890, p. 70. 36

10 **Sappey.** — Voir n° B^7. 34

11 **Testut.** — *Anatomie humaine*, II, édit., t. IV, p. 1126 et suivantes. 34

12 **Tourneux.** — Sur la structure des glandes urétrales chez la femme. *Bull. Soc biol.*, 1888, pp. 81, 379, 633. 35

13 **Wassiliev.** — Ueber den hist. Bau der Drüsen des äusseren Urogenitalorganen des Meuschen. Varsovie, 1880. 35

CANAUX DE SKENE

F. 1 **Almasov.** — Voir n° E^1. 40

2 **Kleinwächter.** — Ein Beitrag zur Anatomie und Path. des Vestibulum vaginæ. *Prager med. Wochen.*, 1883, n° 9, février. 38

3 **Kocks.** — Ueber die Gärtner'schen Gänge beim Weibe. *Arch. f. Gynäkol.*, vol. XX, 1882, p. 487 à 491. . . . . 38, 43, 47

4 **Robert.** — Voir n° E^8. 38

5 **Skene.** — The anat. and path. of two important glands of the female urethra. *Am. Journal of Obstetrics*, 1880, p. 265. . . . . . 37, 44, 49, 124

6 **Skene.** — *Diseases of Women*, 1889, p. 614. . 37, 44

F. 7 **Schüller (Max).** — Ein Beitrag zur Anatomie der weibl. Harnröhre. *Virchow's Archiv.*, 1883, vol. 94, p. 405. . . . . 39, 49, 56, 124

CANAUX DE GARTNER

G. 1 **Amann (J.).** — Beiträge zur Morphogenese der Müller'schen Gänge und ueber accessorische Tubernostien. *Arch. f. Gyn.*, 1892, vol. 42, p. 133. . . . . 44, 55, 57

2 **Arloing.** — *Journal de l'Anat.*, 1868. . . . 43, 45

2 *bis* **Banks (William-Mitchell).** — On the Wolffian bodies of the fœtus and their remains in the adult. *Thèse*, Édimbourg, 1864, in-8°, Maclachlan et Stewart, édit. 42

3 **Blainville.** — *Archives de la Société philomatique*, 1826. 42

4 **Beigel (H.).** — Zur Entwick. des Wolff'schen Körpers beim Menschen. *Centr. f. d. med. Wissenschaften*, 1878, n° 27. . . . . 43, 46

5 **Cadiat.** — Voir n° A[34]. 44

6 **Chalot.** — Voir n° M[4]. 44, 53

7 **Coblenz.** — Zur Genese und Entwicklung von Kystomen im Bereich der inneren weibl. Sexualgorgane. *Virchow's Archiv*, 1881, vol. 84, p. 26. 43, 56

8 **Debierre.** — *Comptes rendus Soc. biol.*, 1885, p. 318. . . . . 44, 46, 48, 49

9 **Dohrn.** — Voir n° A[35]. 43, 46

10 **Doran (Alb.).** — *London Med. Rec.*, 1882, vol. X, p. 81 et vol. XIV, p. 248. 44

11 **Döderlein.** — Voir n° K[2]. 44

12 **Follin.** — Recherches sur le corps de Wolff. *Thèse*, Paris, 1850. . . . . 42, 45, 54

13 **Fischel (W.).** — Voir n° M[6]. 43, 44, 45, 54

14 **Freund.** — Beitrag zur Path. des doppelten

Genitalkanals. *Zeit. f. Geb. und Gyn.*, 1877, vol. 1, p. 231. . . . . 47, 57

G. 15 **Fürst.** — Bildungshemmungen der Utero-vaginal Kanals, 1868, p. 71. 51

16 **Gartner (H.).** — Anatomisk Beskrivelse over et ved nogle Dyrarters Uterus undersögt glandülost organ. Kiöbenhavn, 1824. . . 42, 45, 54, 146

17 **Girard.** — Contribution à l'étude des kystes du parovaire avec persistance du canal de Gartner. *Thèse*, Paris, 1894. 44

18 **Guyon.** — *Thèse*, Paris, 1858. 55

19 **Klein.** — Zur normal. und path. Anat. der Gartner'schen Gänge. *Monatschrift f. Geb. und Gyn.*, 1897, p. 118 et p. 75. . 40, 44, 46, 52, 143

20 **Kleinwächter.** — Voir n° F[2].

21 **Kobelt.** — Der Neben-Eierstock des Weibes. Heidelberg, 1847. . . . . 42, 45, 46

22 **Kocks.** — Voir n° F[3]. 43, 47, 49

23 **Kölliker.** — *Embryologie*, édit. fr., p. 1019.. 24, 43

24 **Kossmann.** — Wo endigen die Gartner'schen Gänge. *Centr. f. Gyn.*, 1894, n° 49. . . 44, 46, 48

25 **Kossmann.** — Zur Pathologie der Urnienreste des Weibes. *Monatschr. f. Geb. und Gyn.*, 1895, vol. I, p. 97.. 44

26 **Langebacher.**—Beitrag zur Kenntniss des Wolff'schen und Müller'schen Gänge bei Säugern. *Arch. f. mikr. Anat.*, vol. XX, 1881. . . . 45

27 **Malpighi.** — Dissertatio epistolica ad Jacobum Sponium. 1681. . . . . 42, 45

28 **Nagel.** — Voir n° A[45]. 55

29 **Nagel.** — Voir n° A[46]. 44

30 **Nagel.** — Voir n° B[5]. 44

31 **Nagel.** — Ueber die Gartner'schen (Wolff'schen) Gänge beim Menschen. *Centralblatt f. Gyn.*, 1895, p. 46. . . . . 44. 46. 49

G. 32 **Nagel.** — *Centralblatt f. Gyn.*, 1894, p. 1038. . 44

33 **Poupinel.** — Kystes du vagin, *Rev. de chirurgie*, juillet-août 1889, p. 553 et 657, et *Thèse*, Paris, 1889. . . . . 44, 143, 144, 145

34 **Preuschen (von).** — Die Cysten der Vagina. *Centralblatt f. med. Wissenschaften*, 1874, p. 773. . . . . 45, 55, 56

35 **Preuschen (von).** — Ueber Cystenbildung in der Vagina, *Virchow's Archiv*, 1877, vol. 70, p. 111. *Eulenbourg's Real Encyclopädie der Ges. Heilk.*, 1890, II Aufl., vol. 20, p. 544-547. 43

36 **Realdus Colombus.** — De re anatomica, 1552. 50

37 **Rieder.** — Ueber die Gartner'schen (Wolff'schen) Canäle beim menschlichen Weibe. *Virchow's Archiv*, vol. 96, 1884, p. 100. . 24, 43, 46, 55, 56

39 **Routh (Aman).** On cases of associated parovarian and vaginal cysts, formed from a distended Gartner's duct. *Obstetrical Trans.* London, 1894, p. 152. . . . . . . 44, 51, 57, 108

40 **Skene.** — Voir n° F[5]. 44

41 **Skene.** — A singular case of patency of a Gartner's Duct. *Medical Record*, 1896, p. 692. 44, 52, 143

42 **Schüller (Max).** — Voir n° F[7]. 56

43 **Sutton (Bland).** — *Journal of Anat. and Phys.*, vol. 20, avril 1886.. . . . . . 44, 45, 54, 146

44 **Tait (Lawson).** — *Diseases of Women*, 1889, vol. I, p. 102. . . . . 51, 143

45 **Tourneux.** — Sur la participation des canaux de Wolff à la constitution de l'extrémité inférieure du vagin chez le fœtus du cheval. *Comptes rendus Soc. Biol.* 1888, p. 379. . . . . 44, 50

46 **Veith (Eppinger).** — Vaginal Epithel und vaginal Drüsen. *Virchow's Archiv*, vol. 130, p. 171.

47 **Veit (J.).** — Voir n° M[35]. 47

G. 48 **Viault.** — Le corps de Wolff, *Thèse d'agrégation,* Paris, 1880. 51

49 **Wassiliev.** — Betreffend die Rudimente der Wolff'schen Gänge beim Weibe. *Arch. f. Gyn.*, 1883. . . . . 44, 46, 48

PATHOLOGIE

GRANDES LÈVRES

H. 1 **Aetius.** — Contractæ et veteribus medicinæ tetrabiblos, sermo IV. 61

2 **Anger.** — Tumeur spongieuse enkystée de l'aine avec grand kyste de la grande lèvre. *Bull. soc. chir. de Paris,* 1878, p. 481-484. . . . . 62, 68

3 **Aubenas.** — Tumeurs de la vulve. *Thèse,* Strasbourg, 1860.

4 **Bärensprung.** — Voir n° I². 65, 74

5 **Berger.** — Sur une variété nouvelle de hernie inguinale chez la femme. Hernie enkystée de la grande lèvre. *Bull. soc. chirurg.*, 1892, p. 651-657. 63

6 **Boys de Loury.** — Kystes et abcès des grandes lèvres. *Rev. méd.*, 1840, t. IV, p. 342. 61, 66, 74, 76

7 **Chunn.** — A case of traumatic hematocele of the vulva. New-York, 1883.

8 **Conant.** — Kystes des lèvres. *Boston Med. Journal,* 1891, p. 449.

9 **Darvieu (de).** — Des tumeurs de la grande lèvre. *Thèse,* Montpellier, 1867.

10 **Deekens.** — Fatty tumor of the labium. *Med. and Surg. Reporter,* 1890, p. 313. 70

11 **Dubar.** — Tumeurs liquides des grandes lèvres. *Thèse,* Lille, n° 42, 1888.

12 **Duncan.** — Clinical lecture on tumours and cysts

of the vagina and pudenda. *Med. Times and Gaz.*, 1880, p. 85-87. . . . . 64, 106

H. 13 **Duplay.** — Collections séreuses de l'aine. *Thèse,* Paris, 1865. 63

14 **Falini.** — Echinococco del grando labbro sinistro della vulva. *Gaz. d. ospedali,* Milano, 1885, p. 484-491. 60

15 **Fielden.** — Cyst removed from the vulva. *Trans. Obstetr. Soc.*, London, 1884, p. 56.

16 **Fischel (W.).** — Voir n° M[6].

17 **Fournaise.** — Voir n° L[8].

18 **Gottschalk.** — Hœmatoma lig. rot. uteri. *Centralb. f. Gyn.*, 1887, p. 329. . . . . . 62, 64

19 **Hirst (B.-C.).** — Enormous cyst of the labium. *Ann. de gyn. et de ped. de Philadelphie,* 1891-1892, vol. V, p. 603, 1 pl.

20 **Huguier.** — Mémoire sur les maladies des appareils sécréteurs des organes génitaux externes de la femme. *Mém. de l'Ac. nat. de méd.*, t. XV, 1850, p. 584. . . . . . . 61, 62, 64, 71, 74

21 **Humbert.** — Des tumeurs des grandes lèvres. *Thèse,* Paris, 1851.

22 **Kessler.** — Bemerkenswerthe Befunde in einem Myxadenoma cysticum der vorderen Muttermundslippe. *Arch. f. Gyn.*, vol. XXXVIII, 1890, p. 146-174. 62

23 **Klebs.** — *Handb. der path. Anat.* 1876, p. 987.. . . . . 62, 65, 66, 143

24 **Koppe.** — Zur Genese und klin. Deutung der vulvar Cysten. *Centr. f. Gyn.*, 1887, p. 639. 62, 64

25 **Lannelongue** et **Achard.** — *Traité des kystes congénitaux.* Paris, 1886, p. 442. 65

26 **Lagrange.** — Kyste congénital de la grande lèvre. *Journal de Méd. de Bordeaux,* 28 août 1886. . . . . 62, 72, 131

H. 27 **Mourey.** — Kystes de la grande lèvre. *Thèse*, Paris, 1883.

28 **Rabère.** — Des kystes séreux, dits hydrocèle de la femme. *Thèse*, Paris, 1883. . . . . . 62, 63

29 **Regnoli.** — Hydrocèle de la femme. *Arch. gén. de méd.*, 2e série, 1834. . . . . 61, 63

30 **Sage.** — Des tumeurs liquides de la grande lèvre. *Thèse*, Bordeaux, 1894-95. 62

31 **Villar.** — In *Thèse* de Sage, voir n° H30. 62, 66, 155

32 **Vidal de Cassis.** — Loupes de la vulve. *Traité de path. ext.*, 7e v., p. 314.. 61

33 **Watts.** — *Amer. Journal of Obstetrics*, 1881, p. 848.

PETITES LÈVRES

I. 1 **Bagot.** — Cysten in den kleinen Schamlippen. *Centr. f. Gyn.*, 1892, p. 485, et *Dublin J. of Med. Sc.*, 1891.. . . . . 75, 78

2 **Bärensprung (von).** — Cysten in d. Schamlippen. *Charité-Annalen*, 1855, VI, p. 41. . 65, 76, 106

3 **Binaud.** — Kyste sébacé des petites lèvres. *Soc. d'obst. de Bordeaux*, 8 juin 1897.

4 **Boys de Loury.** — Voir n° H6. . . . . . 76, 79

5 **Brandt.** — Kyste de la petite lèvre. *Journal des mal. des femmes de Saint-Pétersbourg* (en russe), 1894, p. 854, et résumé dans *Vratch*, 1895, p. 135.. . . . . 75, 79, 155

6 **Dobbert.** — Kystes des org. gén. externes. *Journal des mal. des femmes de Saint-Pétersbourg* (en russe), 1896, mai. 75, 82

7 **Fischer** et **Brandt.** — Anat. path. des maladies des org. génit. ext. de la femme. *Recueil des Trav. d'acc. et de gyn.*, dédié au prof. Slaviansky, II, p. 356-359. . . . . 75, 106

8 **Jacobson.** — Kyste de la petite lèvre. *Journal*

des maladies des femmes de Saint-Pétersbourg (en russe), 1897, juin. 75, 77, 82

I. 9 **Kleinwächter.** — Ein Betrag zu den vaginal Cysten. *Zeit. f. Geb. u. Gyn.* Bd XVI, 1889, cas 10. . . . . 75, 83

10 **Kirmisson.** — Kyste sébacé de la petite lèvre. *Bull. Soc. anat.*, 1874, p. 445. . . . . . . 74, 80

11 **Kümmel.** — Ueber cystische Bildungen in der Vagina. *Arch. f. path. Anat.*, 1888, vol. 114, p. 425. . . . . 75, 77, 84, 129, 136, 143, 144, 145

12 **Lerat.** — Kystes des deux petites lèvres. *Bull. Soc. anat. de Nantes*, 1881. . . . . 75. 84

13 **Monnier (L.).** — Kyste colloïde multiloculaire de la petite lèvre gauche. *Bull. Soc. anat. de Paris*, 1892, p. 747. . . . . 75, 77, 86

14 **Mayaldhâes (L. de).** — Contribution à l'étude des kystes séreux des petites lèvres. Rio-de-Janeiro. Mémoire déposé aux Archives de l'Ac. de méd. de Paris; résumé dans *Bull. Ac. de méd. de Paris*, 2 mars et 8 juin 1897. . . . . 75, 76, 84

15 **Müller (J.-C.).** — Zur Casuistik der Neubildungen an den äusseren weibl. Genitalen. *Berliner klin. Woch.* 1881, p. 449. . . . . 75, 86

16 **Observation (anonyme).** — Caso di un grosso cistico della ninfa sinistra che si prolungava lungo il corso della vagina. *Ateneo*, Milano, 1846, p. 41. 75

17 **Pana.** — Un kyste sébacé de la petite lèvre. *Bull. Soc. Anat. de Paris*, 1858, p. 47. . . 74, 75, 77, 81

18 **Riedinger.** — *Bericht. d. mähr-schles Gebäranstalt.* Brünn, 1888, *et Frommel's. Jahresb.*, 1889, p. 499-500. . . . . 75, 87

19 **Smith.** — *Brit. Med. Journal*, 1888, p. 250. . . 75

20 **Soutougine.** — *Journal des mal. des femmes de Saint-Pétersbourg* (en russe), 1887, p. 514. . 75, 88

I. 21 **Taylor.** — Case of cholesteris tumor of the vulva. *J. of Cut. and. Genit.-Ur. Diseases.* New-York, 1890, VIII, p. 387.. . . . . 75, 81

22 **Werth.** — Zur Anatomie der Cysten der Vulva. *Centr. f. Gyn.,* 1878, II, p. 513-516. . . . 74, 88

23 **Wiltshire.** – Cysts from the labia minora. *Tr. Obst. Soc. London,* 1881, XXIII, p. 206. .. 75, 89

HYMEN

K. 1 **Bastelberger.** — Cysten im Hymen. *Arch. f. Gyn.,* 1884, vol. 23, p. 427. . . . . . . 93, 94 97

2 **Döderlein.** — Ein Fall von angeborenen Hymenalcyste. *Arch. f. Gyn.,* 1886, vol. 29, p. 284. 21, 44, 93, 94, 98

3 **Görl.** -- Cyste in Hymen einer Erwachsenen. *Arch. f. Gyn.,* 1892, p.381, 386. . . . . 93, 98

4 **Müller (O.).** — Ein Fall von angeborenen Hymenalcyst. *Arch. f. Gyn.,* 1893, vol. 44, p. 263. 93, 99

5 **Palm (Richard).** -- Eine Hyménalcyste. *Arch. f. Gyn.,* 1896, vol. 51, p. 483. . . 93, 95, 95, 100

6 **Piering.** — Kyste de l'hymen d'origine lymphatique. *Prager med. Wochen.,* 1887, p. 409. 93, 94, 100

7 **Ulesko-Strogonova.** — Kystes de l'hymen et de la vulve. *Journal des accouch. et des mal. des femmes.* Saint-Pétersbourg (en russe), 1894, février. 33, 93, 94, 138

8 **Winckel.** — *Lehrbuch der Frauenkr.,* 1890, p. 82. 65, 93

9 **Ziegenspeck.** — Hymenalcyste. *Arch. f. Gyn.,* 1888, vol. 32, p. 159.. . . . . 93, 101

VESTIBULE ET URÈTRE

L. 1 **Bary (W. de).** Ueber zwei Fälle von Cysten in der

Wand der weiblichen Harnröhre. *Virchow's Archiv.*, 1886, v. 106, p. 65 à 80, 1 pl. 103, 104, 112, 124

L. 2 **Böhm.** — Ueber Erkrankung der Gartner'schen Gänge. *Arch. f. Gyn.*, 1883, vol. 21.

3 **Chéron.** — Volumineux calcul développé dans un kyste du vagin, etc. *Gaz. des Hôpitaux,* 1887, p. 429.. . . . . 105, 114, 123

4 **Delore.** — Kyste du méat urinaire. *Comptes rendus des séances de la Soc. méd. de Lyon,* 1867-68, p. 111. 114

5 **Duplay.** — Contrib. à l'étude des maladies de l'urètre de la femme. *Arch. gén. de méd.*, 1880, 6e série, p. 12, juillet.. . . . . . . 103, 115, 123

6 **English.** — Ueber Retentioncysten der Weiblichen Harnröhre bei Neugeborenen und ihre Beziehung zur Entwickelung der Karunkeln. *Meditz. Jahrbücher der K. K. Gesellschaft der Aertzte in Wien,* 1873, Helt II. . . . 103, 116

7 **English.** — Kyste de l'urètre. *Wien. Med. Presse,* 1881, XVII, p. 599, 634. . . . 104, 123

8 **Fournaise.** — Kyste du vestibule de la vulve. *Bull. Soc. Ant.*, 1876, p. 427-30. . . 103, 117, 124

9 **Garnier-Mouton.** — *Thèse,* Paris, 1876. 102, 120, 123

10 **Gillette.** — *Union médicale,* 12 avril 1873.

11 **Giraldès.** — *Comptes rendus Soc. de chirurgie,* 2 août 1865.. 102

11 *bis* **Johnston.** — *Am. Journal of Obstetrics,* nov. 1887. . . . . 118, 125

12 **Kolaczeck.** — *Langebeck's Archiv für kl. Chirurgie,* Bd 18, p. 346.

13 **Lemoine.** — *Thèse,* Paris, 1866.'. . . . 102, 119

14 **Meigs.** — *Proc. of the Amer. Phil. Soc.*, 1844, p. 129. 108

15 **Peckham.** — Tumors of clitoris. *Am. Journal of Obstetrics,* 1891, p. 1155. 108

L. 15 **Pitha et Billroth.** — *Handb. der allg. und spec. Chirurgie,* t. IV, 9e livraison, p. 37, 1877.

17 **Priestley.** — *British Med. Journal,* 1869, t. VIII. 103, 105, 120, 123

18 **Resinelli.** — Tumeur kystique du clitoris. *Annali di ost. etdi gin.,* mai 1897. 108

19 **Routh (Aman).** — Urethral diverticula. *Obst. Soc. Trans.* London, 1890, p. 70.. . . . 103, 112

20 **Schützenberger.** — *Journal de méd. de Strasbourg,* 1844. 102

21 **Symes.** — *Edinb. Med. Journal,* 1838, vol. I, p. 387. 108

22 **Tait (Lawson).** — *Lancet,* 30 oct. 1876, t. II, p. 625. . . . . 119, 123

23 **Troquart.** — Contribution à l'étude des tumeurs de l'urètre chez la femme. *Journal de médecine de Bordeaux,* 1886, p. 249. . . . . 103, 122, 124

24 **Velpeau.** — *J. hebd. de chirurgie,* 1836. . . . 102

25 **Veit.** — *Monatsch. f. Geb. und Gyn.,* 1897, II, p. 76. . . . . 103, 123, 125, 155

26 **Verneuil.** — Structure des polypes de l'urètre chez la femme, *Soc. de Biol.,* 1855. 102

KYSTES CILIÉS

M. 1 **Baumgarten.** — *Arch. f. path. Anat.,* vol. CVII, 1887, p. 528. 153

2 **Becker.** — Sur l'épithélium vibratile des org. génit. des mammifères et de l'homme. *Moleschott's Untersuchungen,* vol. II, 1857, p. 74. . 148, 150

3 **Boursier.** — Leçons de clinique chirurgicale (Bordeaux), p. 126 (cité d'après Pozzi). . . . 143

4 **Chalot.** — Kystes wolffiens du vagin. *Ann. de gyn.,* t. XXXVIII, 1892, p. 11. . 44, 53, 143, 148

5 **Duval (Mathias).** — Cils vibratiles et adaptation

tubaire. *Bull. Soc. biol.*, 13 mars 1880, et *Précis d'Histologie*, 1897, p. 246. 149

M. 6 **Fischel (W.).** — Ueber das Vorkommen von Resten des Wolff'schen Ganges in der vaginal Portion. *Arch. f. Gyn.*, 1884, vol. XXIV, p. 119. . . . . 43, 44, 54, 145, 146

7 **Fischel (W.).** — Ueber parovarial Cysten und parovarielle Kystome. *Arch. f. Gyn.*, 1879, v. XV, p. 198. 149

8 **Flaischlen.** — Die Lehre von der Entwick. der papill. Kystome des Ovariums. *Zeit. f. Geb. und Gyn.*, 1881, vol. VI, p. 231, et 1882 et vol. VII, p. 434. 150

9 **Græfe (Max).** — *Zeit. f. Geb. und Gyn.*, vol. VIII, 1882, p. 460. 153

10 **Hertwig.** — *Traité d'embryol.*, édit. fr., 1891. 149

11 **His.** — Untersuchungen über das Ei, etc. *Zeit. f. Geb. und Gyn.*, 1881, vol. VI, p. 231. . . . 149

12 **Johnston.** — A contrubution to the study of cysts of the vagina. *Am. Journ. of. Obst.*, 1887, vol. XX, p. 1144. . . . . 143, 155

13 **Klebs.** — Voir n° H [23], p. 964. 143

14 **Kölliker.** — Voir n° A [13]. 149

15 **Kümmel (W.).** — Voir n° I [11]. . 136, 143, 145, 147

16 **Lagrange.** — Voir n° H [26]. 131

17 **Laguesse.** — *Journ. de l'Anatomie*, 1886, n° 2, p. 211-212. 149

18 **Lebedeff.** — *Zeitschr. f. Geb. und Gyn.*, vol. VII. 153

19 **Léod.** — Contr. à l'étude de la structure de l'ovaire des mammifères. *Arch. de biol.*, Gand, t. I, 1880. 149

20 **Leydig.** — Die in Deutschland lebeden Saurier. Tübingen, 1872, p. 131. 149

21 **Malassez et Sinéty.** — Sur la structure, l'origine et le développement des kystes de l'ovaire. *Arch.*

de physiol., 1878, p. 39 et 343 ; 1879, p. 624 ; 1880, p. 867 et 1881, p. 224. 150

M. 22 **Marchand.** — Beiträge zur Kenntniss der Ovarialtumoren. Halle, 1879. 150

23 **Mayaldhâes (de).** — Voir n° I[14]. 157

24 **Mertz.** — *Thèse*, Breslau, 1885. 135

25 **Morau (H.).** — Des transformations épithéliales physiologiques et pathologiques. *Thèse*, Paris, 1889, et *Journ. de l'Anat.*, 1889. 148

26 **Nüssbaum.** — Differenz. des Geschl. im Thier reich. *Arch. f. mikr. Anat. und Entwick.*, 1880, Heft. 149

27 **Poupinel.** — Voir n° G[33]. 143, 145

28 **Pozzi.** — Voir n° A[20], p. 986 et suiv. 143

29 **Preuschen (von).** — Voir n° G[35]. 150

30 **Richelot.** — *Union méd.*, 16 oct. 1888. 143

31 **Reboul.** — *Ann. de gynéc*, 1889, vol. XXXII, p. 126. 143

32 **Retterer.** — Sur la morphologie et l'évolution de l'épithélium du vagin des mammifères. *Bull. soc. biol.*, 1892, p. 101. 148

33 **Ruge.** — *Zeit. f. Geb. und. Gyn.*, vol. II, 1878, p. 29.

34 **Salvioli.** — De la structure de l'épith. vaginal de la lapine. *Arch. ital. de biol.*, 1892, p. 36. . 148

34 *bis* **Tourneux** et **Herrmann (G.).** — *Dict. des scienc. méd.*, article Testicule, 1884, p. 555. . 129

35 **Veit (J.).** — *Handb. der Krankheiten der Weibl. Geschlecht.*, 2e édit., 1867, p. 544 et suiv. . 42, 143

35 *bis* **Veit (J.).** — *Zeit. f. Geb. und Gyn.*, 1882, vol. VIII, p. 471. 157

36 **Velitz.** — Beitr. z. Histologie und Genese der Flimmerpapillär Kystome des Eierstockes. *Zeit. f. Geb. und. Gyn.*, vol. XVII, 1889, p. 232. . 150

37 **Ulesko-Strogonova (Mme).** — Voir n° K[7]. . 138

M. 38 **Zweigbaum.** — Ueber die Cysten der Scheide. *Monat. f. Geb. und. Gyn.*, 1896, vol. III, p. 21. . . . . 44, 46, 143

TABLE DES MATIÈRES

DEUXIÈME PARTIE

PATHOLOGIE

TABLE DES PLANCHES

Planche I

KYSTE DÉVELOPPÉ DANS UN CANAL DE SKENE

(*Observation* XXXVII, p. 109)

Fig. 1. — Aspect extérieur du kyste (dessin fait d'après une photographie).

Le kyste est relevé pour montrer ses connexions avec la profondeur.

Fig. 2. — Coupe de la paroi interne du kyste.

e Epithélium stratifié, polyédrique. Quelques cellules ont subi la dégénérescence muqueuse; *tc* Stroma conjonctif, avec une papille.

Planche II

KYSTE CILIÉ DU VESTIBULE

(*Observation* LV, p. 126).

Fig. 1. — Portion de l'épithélium ayant subi la dégénérescence fibro-graisseuse. L'épithélium est considérablement épaissi.

(Verick, 1/18 im. homogène; ocul. 1).

e Cellules épithéliales dégénérées; *fc* Faisceaux conjonctifs venus du stroma; *s* Stroma conjonctif; *v* Petit vaisseau.

Fig. 2. — Coupe de la paroi interne du kyste, dans la partie de l'épithélium cylindrique, cilié.

cv Cils; *p* Plateau; *e* Epithélium cylindrique stratifié; *tc* Tissu conjonctif du stroma; *v* Vaisseau; *n* nerf.

Planche III

KYSTE CILIÉ DU VESTIBULE (*suite*)

Fig. 1. — Aspect extérieur du kyste, dans sa position normale (dessin fait d'après une photographie).

Fig. 2. — Coupe de l'invagination de l'épithélium kystique à l'intérieur du stroma.

(Verick, 1/18 im. homogène; ocul. 1).

c Cils; *e* Terminaison de l'épithélium cilié sur forme d'un bourgeon qui se termine dans le stroma; *tc* Tissu conjonctif du stroma.

CHARTRES. — IMPRIMERIE DURAND, RUE FULBERT.

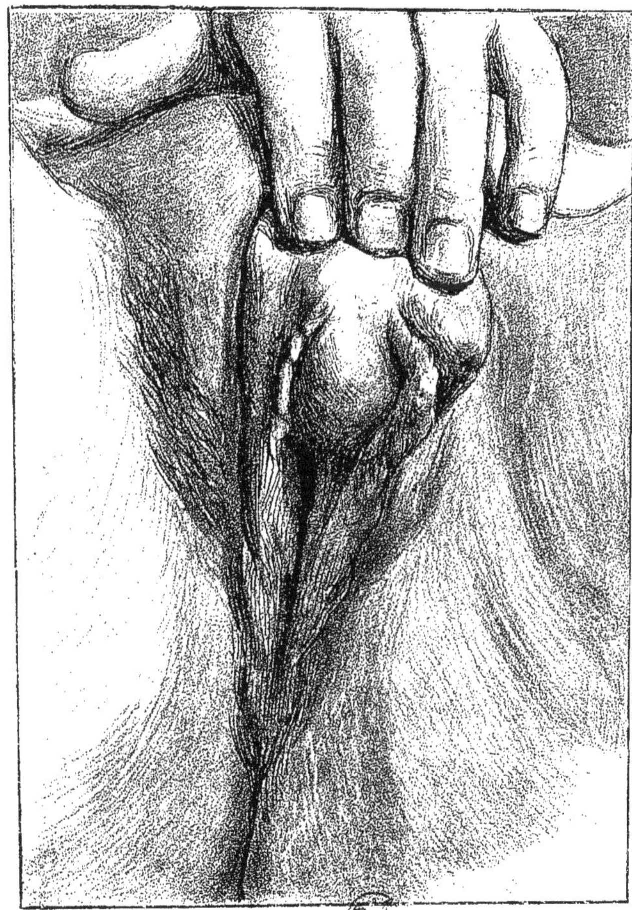

Figure 1.

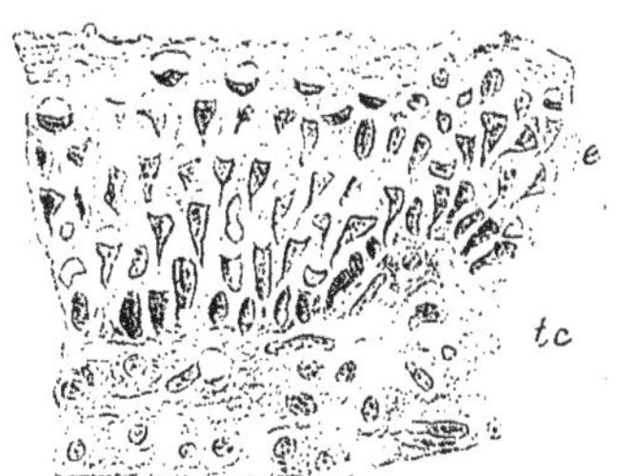

Figure 2.

GEORGES CARRÉ ET C. NAUD, ÉDITEURS.

L. WEBER. — Kystes vulvaires (Wolffiens). PLANCHE II.

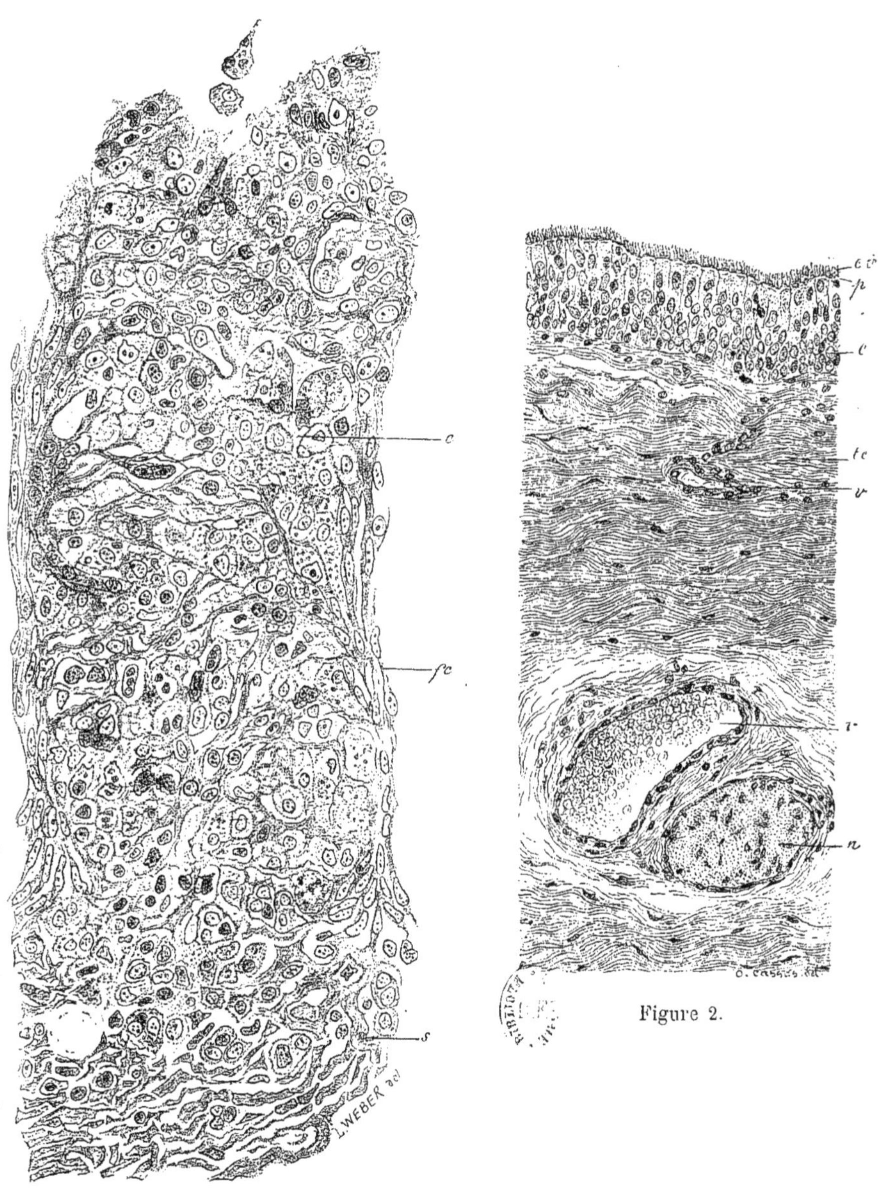

Figure 1.

Figure 2.

GEORGES CARRÉ ET C. NAUD, ÉDITEURS.

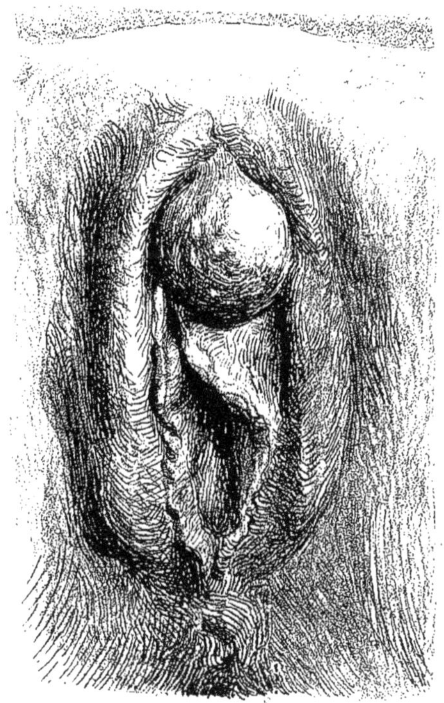

Figure 1.

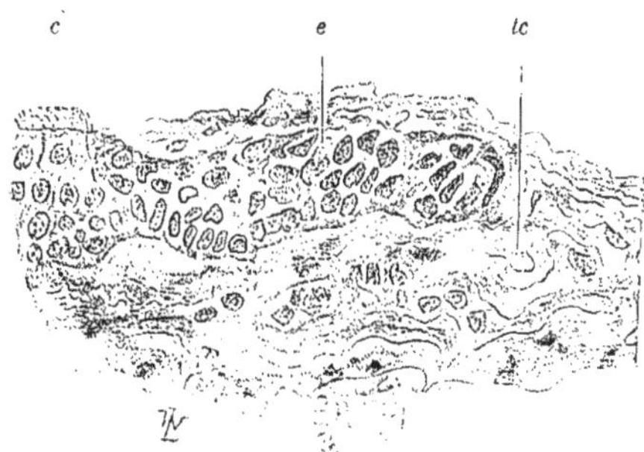

Figure 2.

GEORGES CARRÉ ET C. NAUD, ÉDITEURS.

www.ingramcontent.com/pod-product-compliance
Ingram Content Group UK Ltd.
Pitfield, Milton Keynes, MK11 3LW, UK
UKHW020142220726
13923UKWH00001B/322